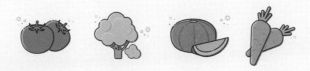

协和专家教你

饮食调养

糖尿病

防治并发症

李宁 主编

U0325906

中国轻工业出版社

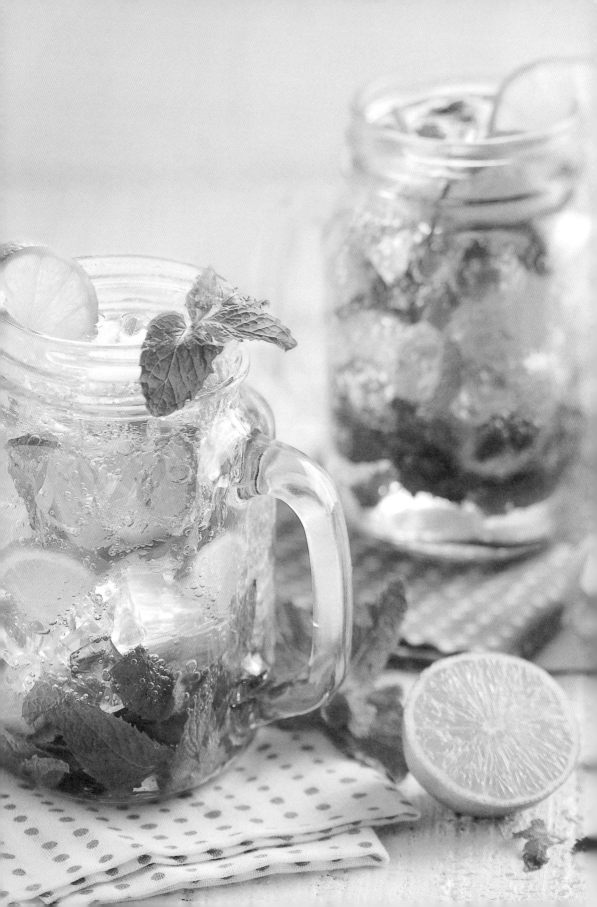

前言

　　医学发展到今天，糖尿病仍是一种可以控制但不能根治的疾病。

　　我们体内的胰岛素几乎是人体内唯一的降糖激素，而糖尿病患者因为体内胰岛素绝对不足或相对不足，从而导致人体血糖升高。如果摄取的食物过多，餐后血糖就会陡然上升，给本来已经疲惫的胰岛 B 细胞增加负担。而且由于肥胖导致胰岛素抵抗的部分患者本身对胰岛素不敏感，如果摄取的食物过多，体重持续增加，糖尿病病情无疑将雪上加霜。

　　目前在治疗糖尿病的过程中，国内外均将饮食疗法作为至关重要的基本疗法，通过严格限制热量摄入和对碳水化合物、脂肪、蛋白质三大营养素的合理分配，以及对维生素、矿物质和膳食纤维的适当补充来达到控制血糖的目的。

　　本书就生活中常见的食物，向糖尿病患者介绍饮食原则及食用方法，让糖尿病患者在吃好的同时控制病情发展。针对现代人"叫外卖、聚餐、吃零食"等常见的饮食习惯，书中还给出了科学合理的解决方案，使糖尿病患者能在饮食"限制"中得到心理上的关怀和宽慰，寻找到可以和糖尿病"商量"的"余地"。

说明：书中带"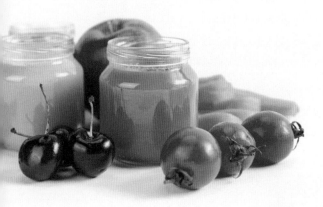宜做便当"标记的食谱，为适宜作为便当的菜品。为患有糖尿病的上班族提供了健康的午餐选择。

选取便当菜的原则：绿叶蔬菜隔夜后易产生亚硝酸盐，含汤水的菜品不易携带，这两类都不宜作为便当菜。而根茎类、豆蛋类、鱼虾类、肉类等食材则适宜做为便当菜。

目录

第一章
正确认识糖尿病·012

你应该懂的糖尿病知识..014

糖尿病的主要表现......................014
糖尿病的潜在人群......................015
糖尿病的类型..............................016
预防并发症是重点......................017

糖尿病饮食调养是关键..018

平稳血糖，从一日三餐开始.........018
避开饮食误区，平稳降血糖.........021

看懂血糖生成指数，把握进食顺序......
....022
一只手，就能算出每顿该吃多少...024
了解食物交换份..........................026
全天不同热量食谱推荐..............030

糖尿病特殊人群饮食调养
方案........................040

儿童糖尿病患者..........................040
妊娠糖尿病患者..........................041

第二章

糖尿病患者的饮食调养原则和方法·042

饮食调养原则............044

七分饱........................044
膳食需平衡.....................046
饮食要规律.....................047

饮食调养方法............048

减少用盐小技巧.................048
减少用油小技巧.................048
烹饪方式选择...................049

既控制血糖，又能满足
幸福感.................050

想外食或吃外卖该怎么办.........050
想喝酒怎么办...................052
想吃零食怎么办.................054
"便当族"应该知道的事项.......055

第三章

吃对食物平稳血糖·056

谷薯类食物.................058

鲜玉米............058
玉米排骨汤...............059
玉米青豆粥...............059

小米.............060
小米南瓜饭...............061
小米大枣粥...............061

薏米.............062
南瓜薏米饭...............063
薏米山药粥...............063

紫米.............064
紫米发糕.................065
紫米豆浆.................065

燕麦.............066
牛奶燕麦.................067
燕麦粥...................067

荞麦.............068
葱香荞麦饼...............069
荞麦绿豆粥...............069

黄豆................070
海带黄豆汤......................071
花生豆浆..........................071

绿豆................072
绿豆小米饭......................073
绿豆莲子汤......................073

红豆................074
红豆饭..............................075
花生红豆汤......................075

黑豆................076
凉拌黑豆..........................077
黑豆豆浆..........................077

专题
糖尿病患者要少吃的主食·078

蔬菜及菌藻类食物......080

芦笋................080
芦笋番茄鸡蛋饼..............081
鸡肉芦笋汤......................081

西蓝花............082
腰果西蓝花......................083
西蓝花炒虾仁..................083

芹菜................084
芹菜拌花生......................085
芹菜虾仁..........................085

莴笋................086
莴笋炒蛋..........................087
莴笋炒肉..........................087

青椒................088
青椒牛肉..........................089
青椒土豆丝......................089

番茄 090
番茄炒菜花 091
番茄炖牛腩 091

菠菜 092
果仁菠菜 093
菠菜鱼片汤 093

白菜 094
木耳炒白菜 095
冬瓜白菜汤 095

冬瓜 096
冬瓜海带排骨汤 097
鲤鱼冬瓜汤 097

海带 098
海带排骨汤 099
海带炒干丝 099

空心菜 100
蒜末空心菜 101
鸡肉炒空心菜 101

苦瓜 102
苦瓜炖牛腩 103
苦瓜炒蛋 103

黄瓜 104
木耳拌黄瓜 105
凉拌黄瓜 105

西葫芦 106
虾皮炒西葫芦 107
西葫芦炒带子 107

魔芋 108
菠菜魔芋虾汤 109
红豆莲子魔芋羹 109

香菇 110
香菇鸡蛋 111
香菇油菜 111

生菜 112
白灼生菜 113
凉拌生菜 113

洋葱 114
洋葱爆羊肉 115
洋葱炒鸡蛋 115

白萝卜 116
  凉拌萝卜丝 117
  白萝卜瘦肉汤 117

胡萝卜 118
  胡萝卜小米粥 119
  胡萝卜豆浆 119

金针菇 120
  鸡丝金针菇 121
  凉拌金针菇 121

木耳 122
  木耳炒鸡蛋 123
  秋葵炒木耳 123

专题
蔬菜也有食用宝塔 124

水果类 126

苹果 126
  胡萝卜苹果汁 127
  芦荟苹果汁 127

樱桃 128
  樱桃奶昔 129
  樱桃苹果汁 129

猕猴桃 130
  猕猴桃燕麦酸奶杯 131
  猕猴桃汁 131

草莓 132
  草莓苏打水 133
  草莓燕麦牛奶糊 133

柚子 134
  杨枝甘露 135
  柚子汁 135

梨 136
  百合梨汤 137
  梨水 137

橙子 138
  香橙蒸蛋 139
  鲜榨橙汁 139

木瓜 140
  木瓜银耳 141
  木瓜牛奶 141

专题
吃水果有技巧 142

肉蛋奶类 144

牛肉............... 144
菠菜炒牛肉................ 145
葱爆牛肉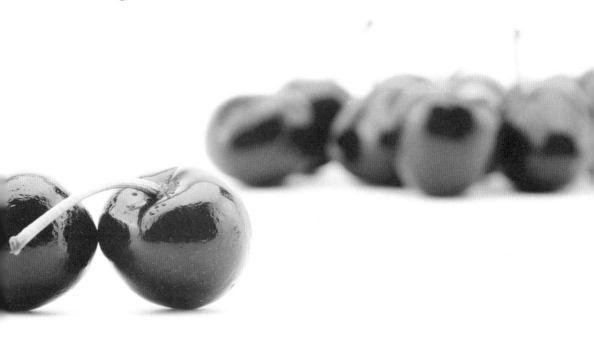........ 145

猪瘦肉............. 146
芦笋炒肉丝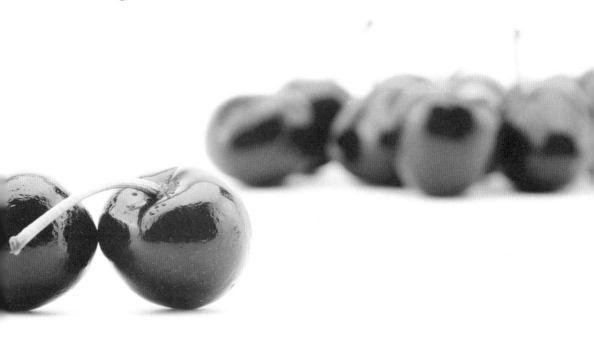...... 147
苦瓜酿肉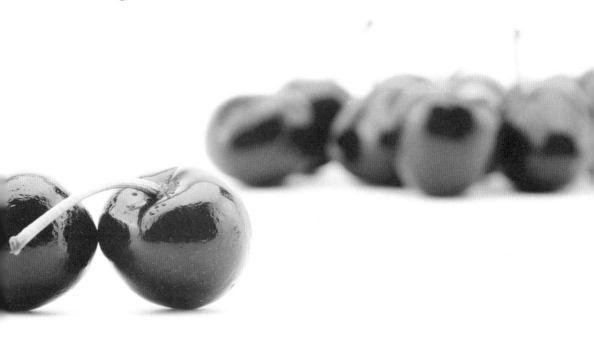........ 147

鸡肉............... 148
鸡丝凉面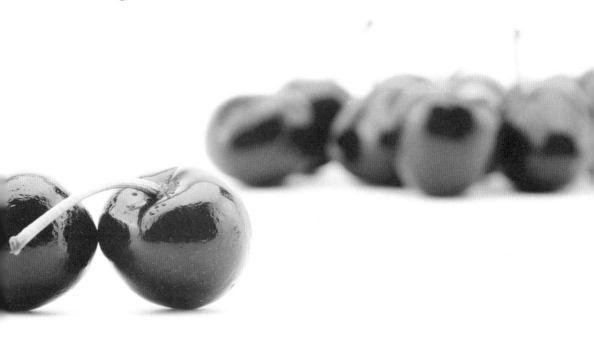........ 149
宫保鸡丁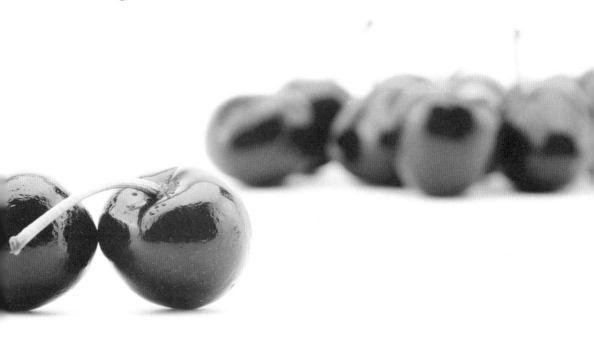........ 149

鸭肉............... 150
白斩鸭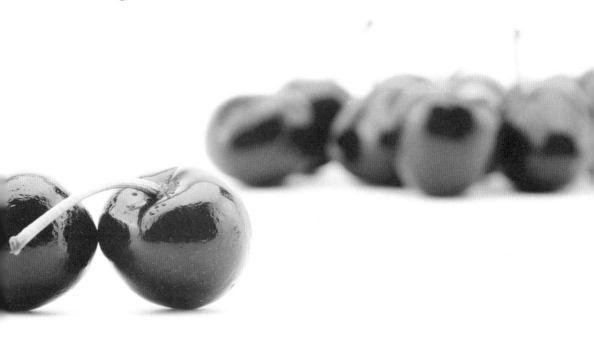......... 151
大枣鸭腿汤............... 151

鲫鱼............... 152
鲫鱼豆腐汤............... 153
丝瓜鲫鱼汤............... 153

鲤鱼............... 154
红烧鲤鱼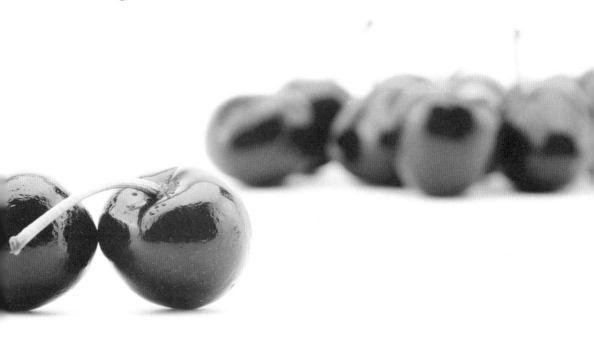........ 155
清蒸鲤鱼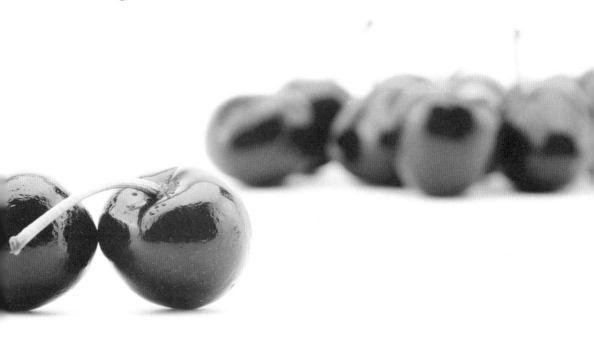........ 155

带鱼............... 156
红烧带鱼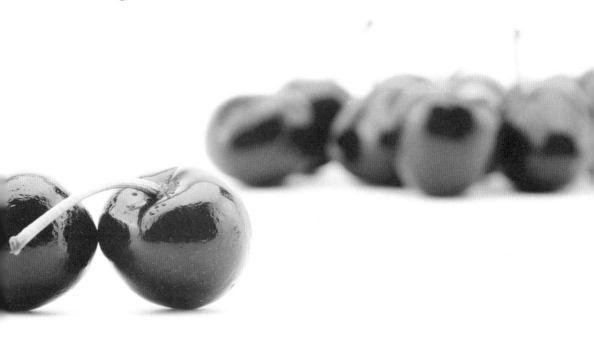........ 157
香煎带鱼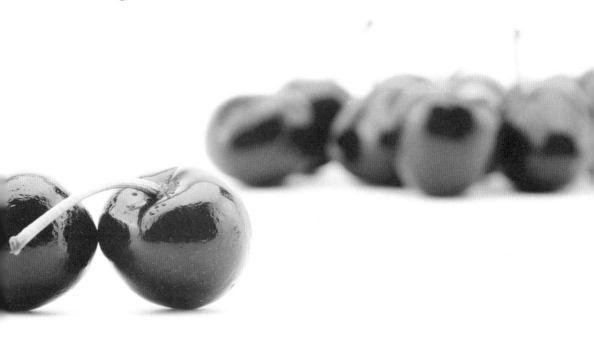........ 157

虾............... 158
芦笋炒虾球............... 159
虾仁烩冬瓜............... 159

鸡蛋............... 160
蒸蛋羹.................. 161
番茄炒鸡蛋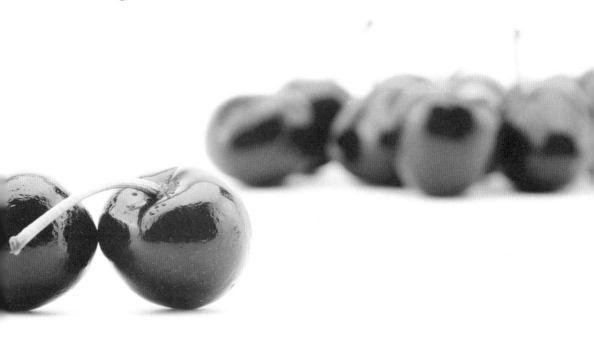...... 161

牛奶............... 162
牛奶布丁................. 163
牛奶南瓜羹............... 163

专题
不同肉类的热量差异 164

第四章

药食同源细调理·166

玉米须 168
明目降糖茶 168

西洋参 169
西洋参陈皮茶 169

莲子心 170
莲子心茶 170

枸杞子 171
枸杞子粥 171

桔梗 172
凉拌桔梗 172

黄芪 173
黄芪芝麻糊 173

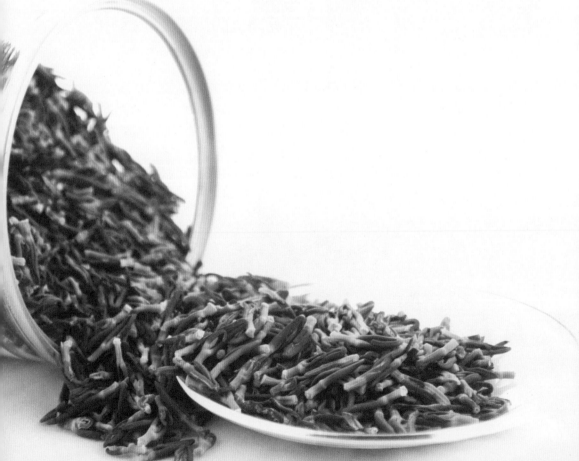

第五章

饮食防治并发症·174

糖尿病并发高血压 176

食疗方

鲜芹菜汁 176

糖尿病并发冠心病 177

食疗方

核桃花生饮 177

糖尿病并发肾病..........178

食疗方

山药木耳小炒 178

糖尿病并发眼病..........179

食疗方

胡萝卜玉米汤 179

糖尿病并发脂肪肝 180

食疗方

荷叶茶 180

糖尿病并发糖尿病足 181

食疗方

绿豆荞麦粥.......................... 181

附录

糖尿病患者用药指南 182

糖尿病患者的运动方案... 184

中医按摩缓解糖尿病症状.. 186

健康心态面对糖尿病 188

稳定血糖必需的维生素..... 190

第一章

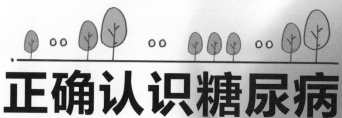

正确认识糖尿病

相信很多人都听过"糖尿病是吃出来的富贵病"这句话。确实如此，随着生活水平的提高，患糖尿病的人越来越多，甚至从青少年时期就开始出现病症。糖尿病致病因素复杂，但只要注意饮食、生活规律，是可以避免或减少糖尿病发生的。而一旦得了糖尿病也不要慌，糖尿病的主要危害是并发症，注意并发症的早期防治非常重要，只要平稳控糖，便可防止并发症的发生，享受正常生活。

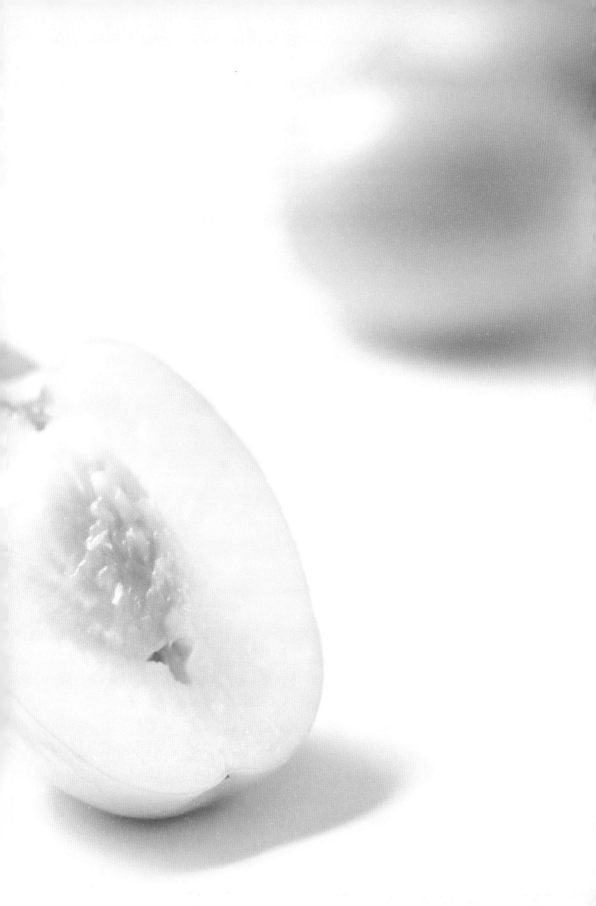

你应该懂的糖尿病知识

有的人认为糖尿病离自己很远，大吃大喝，生活不规律；有的人已经得了糖尿病，但是满不在乎；有的人得了糖尿病后开始担忧、焦虑，甚至恐惧……这些都不可取。我们只有对糖尿病知识多一些了解，才能正确对待糖尿病。

糖尿病的主要表现

糖尿病是一组以高血糖为特征的代谢性疾病，空腹血糖大于或等于 7.0 毫摩尔／升，或餐后 2 小时血糖大于或等于 11 毫摩尔／升即可确诊。

但有时，即使血糖值高于标准值，也不一定会出现明显的发病症状。因此当你的身体出现以下这些状况时，就应该尽早进行血糖值和尿糖的检查。

多尿

由于血糖过高，经肾小球滤出的葡萄糖不能完全被肾小管重吸收，形成渗透性利尿，血糖越高，尿糖排泄越多，尿量越多。

多饮

由于高血糖使血浆渗透压明显增高，多尿，水分丢失过多，发生细胞内脱水，加重高血糖，使血浆渗透压进一步明显升高，刺激口渴中枢，导致口渴而多饮。

多食

机体不能充分利用葡萄糖，大量葡萄糖从尿中排泄，因此机体实际上处于半饥饿状态，能量缺乏引起食欲亢进。

体重下降

由于胰岛素绝对或相对缺乏，机体不能充分利用葡萄糖产生能量，脂肪和蛋白质分解加强，消耗过多，从而导致体重逐渐下降，出现消瘦。

乏力

人体不能充分利用葡萄糖和有效地释放出能量，同时组织失水，电解质失衡等，因而感到全身乏力，精神萎靡。

视力下降

高血糖导致晶状体渗透压改变，引起晶状体屈光度变化所致。不过一旦血糖获得良好控制，视力可较快恢复正常。

糖尿病的潜在人群

我国是糖尿病大国，根据 2019 年国际糖尿病联盟（IDF）发布的最新糖尿病数据：中国糖尿病患者群（20~79 岁）已达 1.164 亿，居世界首位。

那么，什么样的人更易患糖尿病呢？

肥胖

在不同性别、不同年龄的调查中，超重、肥胖的人糖尿病患病率明显高于非超重、肥胖者。对于肥胖的概念是用身体质量指数（BMI）来衡量的，即体重（千克）÷ 身高^2（米^2）。

家族遗传

大部分的糖尿病不会直接被遗传，遗传的是易得糖尿病的基因。也就是说，一个人患了糖尿病，他的子女并不一定会得糖尿病，只是得糖尿病的机会相对高一些。临床上，接近 50% 的患者都有糖尿病家族史，因此，家族中有糖尿病患者的人，需要格外注意和进行相关检查。

身体质量指数（BMI）

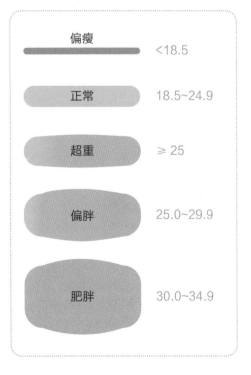

偏瘦	<18.5
正常	18.5~24.9
超重	≥ 25
偏胖	25.0~29.9
肥胖	30.0~34.9

环境因素

饮食上大鱼大肉、高能量、高脂肪；久坐不动、运动不足；长期精神紧张、精神压力大……都可能是糖尿病的诱因。体力活动少，营养过剩，使人们更易患上糖尿病。

分娩巨大胎儿史

曾经妊娠分娩过体重超过 4 千克的胎儿，或在妊娠过程中曾经出现过糖代谢异常的女性。

其他疾病

患有高血压、高脂血症、冠心病、脑血管病等疾病的人群，一定要定期到医院做糖尿病的筛查。

糖尿病的类型

糖尿病的分类采用了世界卫生组织 1999 年的标准，根据糖尿病的病因分为四大类，每种病情的症状不同，治疗方法也不同。

1 型糖尿病

1 型糖尿病是因自体免疫原因而发生的。

免疫是指人体对从外部入侵的病毒、细菌自行杀灭或将其排出体外，防止对人体造成损害的防御性反应。当免疫系统将人体自身的组织误认为是异物而加以攻击时，这种现象称为"自体免疫"。

因胰脏出现自体免疫而破坏胰岛 B 细胞，使胰岛素分泌绝对不足所产生的糖尿病被称为"1 型糖尿病（胰岛素依赖性糖尿病）"。1 型糖尿病与生活习惯、遗传、年龄增长关系不大，多见于儿童、青少年。

2 型糖尿病

2 型糖尿病较为常见，糖尿病患者中绝大部分都属于 2 型糖尿病。2 型糖尿病体内产生的胰岛素相对不足，不良的生活习惯、遗传及环境因素都可能诱发这种糖尿病。多见于 45 岁以上的人群，但近年来患者年龄渐趋年轻化。

1 型糖尿病和 2 型糖尿病的区别

类型	特征	胰岛素使用
1 型	胰岛 B 细胞被破坏，无法分泌胰岛素	占比约 95%，需终生使用胰岛素
2 型	胰岛素分泌不足或细胞受体减少，导致血糖调节受影响	占比 5% 以上，部分需使用胰岛素

妊娠糖尿病

有些女性在妊娠前血糖是正常的，但因妊娠而发生糖尿病，产后多数恢复正常，这种糖尿病称为"妊娠糖尿病"。

当孕妈妈的血糖水平较高时，血糖很容易通过胎盘从孕妈妈体内进入到胎宝宝体内，胎宝宝体内的血糖水平也随之升高，体内的胰岛 B 细胞增生肥大，以分泌较多的胰岛素使血糖恢复到正常水平，从而出现胎宝宝高胰岛素血症，增加了胎宝宝出生后患糖尿病的风险。孕妈妈自己虽然在生产后血糖恢复到正常，但将来仍可能发生糖尿病。所以产后也要定期检查，预防糖尿病。

其他类型

由基因异常而引起的糖尿病，或其他疾病引起的糖尿病，也称为"继发性糖尿病"。

预防并发症是重点

众所周知，"糖尿病不可怕，可怕的是糖尿病并发症"。糖尿病对大血管和毛细血管都会造成损害，其对象包括全身的血管，而血管的损害会导致产生新的疾病。在糖尿病发病后 10 年左右，有 30%~40% 的患者至少会发生一种并发症。

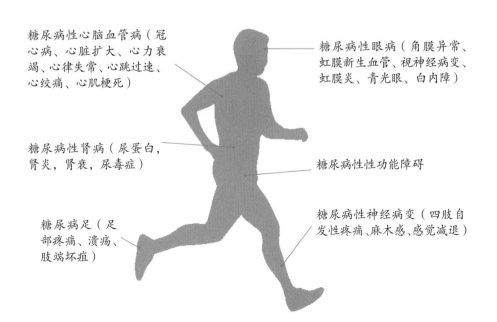

糖尿病性心脑血管病（冠心病、心脏扩大、心力衰竭、心律失常、心跳过速、心绞痛、心肌梗死）

糖尿病性眼病（角膜异常、虹膜新生血管、视神经病变、虹膜炎、青光眼、白内障）

糖尿病性肾病（尿蛋白，肾炎，肾衰，尿毒症）

糖尿病性性功能障碍

糖尿病足（足部疼痛、溃疡、肢端坏疽）

糖尿病性神经病变（四肢自发性疼痛、麻木感、感觉减退）

糖尿病饮食调养是关键

如果要问什么疾病对饮食要求最严格，那么糖尿病一定"名列前茅"。饮食的科学与否，直接决定着糖尿病病情的走向。对糖尿病患者来说，米饭不能吃饱、水果不能吃多、甜品基本不碰……这么多禁忌让人头大，到底应该怎么吃呢？

平稳血糖，从一日三餐开始

血糖的波动大多和饮食有关，很多患者日常吃东西都会小心翼翼，特别是对于糖分的摄取，更是慎之又慎，就生怕吃错了食物，让好不容易控制下来的血糖蹭地一下又上去。其实只要做好一日三餐的合理安排，就能将血糖稳定在较为固定的值。

怎样吃早餐才能避免血糖升得快

我们都知道吃过早餐后，血糖是很容易升高的，但不吃早餐也是万万不行的，那么怎么吃个安心早餐呢？

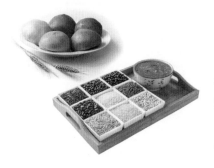

搭配粗粮

用杂粮馒头代替白面馒头。如果早餐吃精米白面，血糖会升得又快又高，可以试试搭配粗杂粮。

建议：全麦面包、燕麦片、杂豆做成的粥或豆浆都不错。

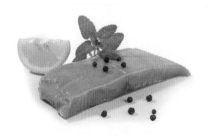

富含蛋白质

早餐中的蛋白质含量越高，饱腹感就越强，饥饿感也就会越晚到来。如果不是很喜欢吃蛋类或者豆制品，可以用一些富含蛋白质的肉类来代替。

建议：早餐选择50~100克的主食后，再加一些奶类、豆类、鸡蛋、蔬菜等升糖缓慢的食物。

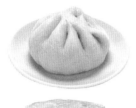

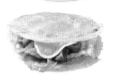

淀粉类食物吃干不吃稀

粥、面条、米粉等食物，煮的时间越长越烂，吸收越快，升血糖越高。

建议：吃这些食物应加粗粮、蔬菜等富含膳食纤维的食物以减缓吸收。

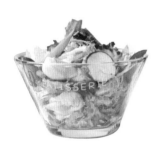

早餐不能没有蔬菜

糖尿病患者的早餐除了适量主食，还应增加蔬菜的摄入。蔬菜普遍属于血糖生成指数低的食物，并富含膳食纤维，有助于糖尿病患者获得更好的早餐后血糖。

建议：可搭配凉拌小菜，生食黄瓜、番茄或生菜等绿叶蔬菜。

中餐怎么吃饱还能控血糖

午餐是最不应该忽视的，它占一天营养中的 40%，对人在一天内体力和脑力的补充起着承上启下的作用。控糖午餐应以五谷杂粮为主，配合蔬菜、瓜果，适量肉类、蛋类及鱼类，需具有低油、低糖、低盐、低脂肪、低胆固醇、高膳食纤维的特点。

建议：①主食 50~100 克，肉蛋鱼虾类 100 克；
②蔬菜如西蓝花、冬瓜、白萝卜、豆角等可多吃，如有土豆、芋头、山药这类含淀粉的，要相应减少主食的量；
③最好用清炒、蒸、炖、煮等方式，少油少盐，少吃煎炸、肥腻食物。

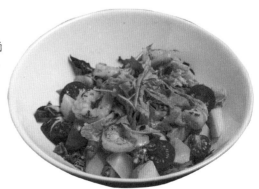

晚餐怎么吃最舒服

少量

　　原则上，晚餐所提供的热量应不超过全天膳食总量的 30%。研究发现，晚餐过饱，血液中糖分、脂肪酸等的浓度就会增高，再加上晚餐后活动量小、热量消耗少，时间长了会导致脂肪堆积，不仅会使身体肥胖，而且会使血糖不断升高。

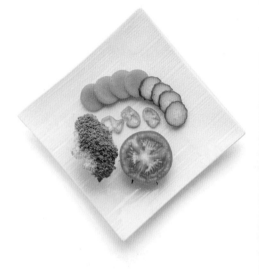

建议：不要只吃精米精面，主食不超过 100 克（2 两），适量地吃些蔬菜和鱼虾。

偏素

　　过于丰富的晚餐对健康有害无益。如果晚餐摄入的蛋白质过多，人体吸收不了就会滞留在肠道内，产生有毒物质；如果晚餐摄入脂肪过多，会导致血脂升高，不利于血糖的控制。

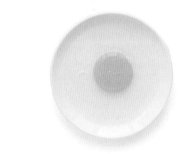

建议：少量碳水化合物为主，多吃新鲜蔬菜，不要摄入过多的蛋白质、脂肪类食物。

两餐之间的加餐怎么吃

　　在两餐之间适量加餐，是为了让身体不处于饥饿状态，利于保持血糖平稳。

　　糖尿病患者应该根据个人的实际情况进行加餐，需要根据血糖情况来定，不能随意多加餐，否则超出一天的总热量，就可能引起血糖失控。

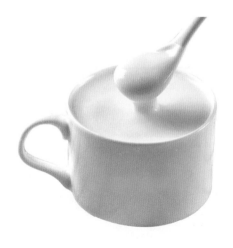

建议：如果餐后血糖正常，100 克酸奶、不超过 25 克的坚果都是不错的加餐选择。

避开饮食误区，平稳降血糖

在糖尿病的治疗当中，饮食控制比药物治疗更加重要，正是因为饮食在糖尿病中占有重要的分量，因此各种言论层出不穷，衍生出各种理解和"理论"，导致很多误区的出现。

误区一：只要不吃糖就行

吃糖的确容易引起血糖升高，但是所有的食物都是有热量的，因此控制总热量的摄入才是糖尿病患者最需要注意的。

误区二：饭吃得越少越好

如果主食摄入过少，会引起机体物质代谢紊乱，甚至引起酮症，也可能造成低血糖。所以糖尿病患者每天的主食量一般不少于150克。

误区三：水果是甜的不能吃

只要血糖控制平稳，可适量食用水果，因为水果含有丰富的可溶性膳食纤维、丰富的维生素和矿物质。但是食用水果最好在两餐之间吃，以及选一些血糖生成指数低的水果，如苹果、樱桃、李子、柚子等。

误区四：淀粉类食物当菜吃

一些富含淀粉的蔬菜，如土豆、山药、藕等，主要成分是碳水化合物，同主食相似。如醋熘土豆丝加米饭，这种主食加主食的搭配模式，会导致碳水化合物摄入超标，餐后血糖就会升高。

误区五：多吃素菜少吃肉

肉食摄入减少势必使机体蛋白质不足，易导致患者抵抗力降低，更易发生感染。缺少肉食品的食谱，让人难以产生饱腹感，患者极易饥饿，反而摄入更多食物，也不利于坚持饮食治疗。

误区六：只吃粗粮不吃细粮

如果长期以粗粮为主，会增加胃肠道的负担，并影响蛋白质和一些矿物质的吸收。主食应粗细搭配，一般按细粮与粗粮各占一半来安排，也可以按照个人喜好进行调整。

误区七：素食零食可以任意选用

瓜子、花生的热量极高，15克花生的热量就相当于25克米饭，糖尿病患者尽量不要多吃。

误区八：糖尿病食品、无糖食品随便吃

"糖尿病食品"是用高膳食纤维的粮食制作的。虽然这些食物消化吸收的时间较长，但最终还是会变成葡萄糖。而"无糖食品"实质上只是未加蔗糖的食品，或用甜味剂代替蔗糖，本身的热量不见得低。吃"糖尿病食品"和"无糖食品"应该像吃普通食品一样加以控制。

看懂血糖生成指数，把握进食顺序

什么是血糖生成指数

血糖生成指数（GI）是进食含 50 克碳水化合物的食物后引起的血糖反应与进食同等量葡萄糖后引起的血糖反应相比较而得出的。是衡量食物升糖能力大小的一个指标。

GI 值类别	GI 值范围
低	≤ 55
中	56~69
高	≥ 70

高 GI 食物：进入胃肠后消化快、吸收率高，葡萄糖释放快，葡萄糖进入血液后峰值高，也就是血糖升得较高。

中 GI 食物：餐后血糖峰值介于低血糖生成指数食物和高血糖生成指数食物之间。

低 GI 食物：在胃肠中停留时间长，吸收率低，葡萄糖释放缓慢，葡萄糖进入血液后的峰值低、下降速度也慢，简单说就是餐后血糖较低。低 GI 指数食物有益于大多数人的健康。

不同食物 GI 值

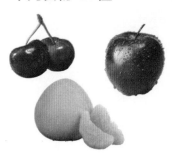

低 GI 值

管状粗通心面、葡萄、柑、整粒燕麦饭、黑米粥、苹果、梨、藜麦、鹰嘴豆、柚子、芸豆、樱桃等

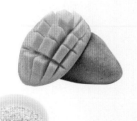

中 GI 值

全麦面包、西瓜、糙米籼米饭、胡萝卜、小麦片、大米粥、煮马铃薯、菠萝、葡萄干、汉堡包、冰激凌、小米粥、炸薯条、炸薯片、荞麦面条、燕麦片粥、芒果、燕麦粗粉饼干、煮甜玉米、爆玉米花、精制小麦粉挂面等

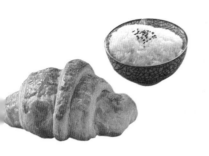

高 GI 值（以下食物 GI 值均大于 70 ）

麦芽糖、葡萄糖、精白米饭、速食白面包、富强粉馒头、糯米饭、年糕、土豆泥、绵白糖、精白面烙饼、即食粥等

值得注意的是，食物加工方式不同对升糖速度也有影响，如大米烹调成米饭的 GI 值是 82，再将米饭粒煮烂变成大米粥，GI 值就变成了 89.4。通常情况下，容易消化的升糖快，不容易消化的升糖慢。

进食顺序很重要

用 GI 值合理安排膳食，对于调节和控制血糖大有好处，通过 GI 值，我们可以选择更为健康的进食顺序。

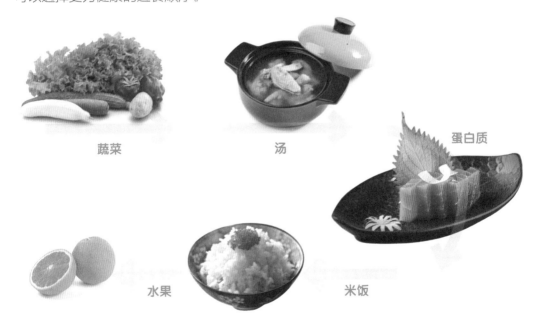

蔬菜　　　　　汤　　　　　蛋白质

水果　　　　米饭

中国人大多以米饭为主食，但米饭的 GI 值高，容易出现餐后血糖快速上升的情况。因此不妨选择将米饭用餐顺序调至后面，先吃蔬菜、汤、鱼肉等含有膳食纤维、饱腹感强烈、富有优质蛋白质的食物，这样的进食顺序能够有效延缓血糖的上升。

一只手，就能算出每顿该吃多少

自从得了糖尿病，每天都"谨吃慎喝"，既想"吃对"，也想"吃好"。但一日三餐究竟该吃多少？营养又该如何搭配？ 如果严格按照称量法，每次饭前都拿个天平称一下，未免太过麻烦。

其实，糖尿病患者要吃多少的问题不难解决。只需伸出您的手，便可轻松搞定饮食定量。手掌法则虽然不是特别精确，但却非常直观和形象，很容易操作。

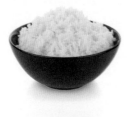

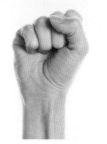

主食和水果：一顿一拳头

糖尿病患者每天一般要吃 200~300 克主食，均匀分给三餐，每一顿大概要吃 75~100 克。简单的判断方法就是一顿吃一个拳头大小的主食。

如果血糖控制得比较好，也可以吃些水果，但每天不能超过 250 克（3 拳头）。不过需要注意，每吃够 200 克水果，就得相应地少吃 50 克主食，换算过来，大概是每吃 3 拳头水果，少吃 1 拳头主食。

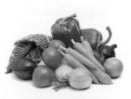

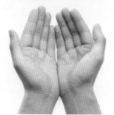

蔬菜：最少每天一捧

两手一捧的青菜量有 300~500 克，每天进食 500 克左右蔬菜可满足人体需要。当然此处所说的蔬菜是指低碳水化合物的蔬菜，如白菜、菠菜、圆白菜、豆芽等。像土豆、山药、红薯、莲藕等根茎类蔬菜由于淀粉含量较高，应该按主食算。另外，果仁类（如花生米、核桃仁等）油脂含量很高，也不能按蔬菜对待。

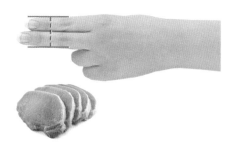

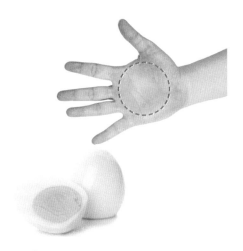

蛋白质：一顿一掌心

糖尿病患者每天要吃 150 克左右的蛋白质，每顿吃掌心大小、小拇指厚度（约 50 克）的蛋白质即可。

瘦肉量：两指并拢量或一掌心

糖尿病患者每天要吃 150~200 克的瘦肉。瘦肉的量可以用手指或手掌来大致衡量。切一块与食指和中指并拢的长、宽、厚度类似的一条瘦肉，约为 50 克；也可以切一块手掌心大小，手指厚度的瘦肉，约为 100 克。

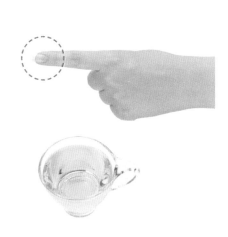

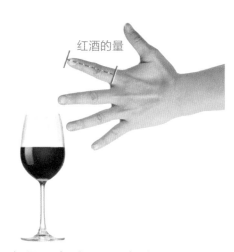

红酒的量

油脂：一道菜一指尖

每天摄入油脂 25~30 克，大约是 3 瓷勺的量。每炒一个菜，放入食指指尖大小的油，摄入量基本上不会超标。

红酒：每次 150 毫升

糖尿病患者最好不要喝酒，如果一时难以戒掉，也要尽量少喝。最好选择干红葡萄酒，高度烈性白酒应当禁饮。

了解食物交换份

"食物交换份"是国际上最早适用糖尿病患者的饮食控制方法之一。糖尿病饮食需要计算热量和称重，具体操作时比较复杂，而"食物交换份"使用方便，在保证健康血糖值的基础上，使糖尿病患者的饮食更加多样化，生活中更易操作和掌握。

将食物按照来源、性质分成四大组（细分成八小类），每份食物所含热量大致相仿，约 90 千卡①，同类食物或含有营养素比例相近的食物可以任意互换。

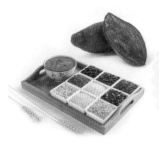

1 含碳水化合物较丰富的谷薯类食物

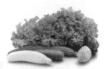

2 含维生素、矿物质和膳食纤维丰富的蔬菜、水果类

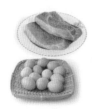
3 含优质蛋白质丰富的肉、鱼、乳、蛋、大豆及大豆制品类

4 含热量丰富的油脂、纯糖和坚果类食物

食物交换份的种类

每一交换份食物的产能营养素含量表

组别	食品类别	每份质量（克）	热量（千卡）	蛋白质（克）	脂肪（克）	碳水化合物（克）	主要营养素
一、谷薯组	1. 谷薯类	25	90	2.0	–	20.0	碳水化合物、膳食纤维
二、蔬果组	2. 蔬菜类	500	90	5.0	–	17.0	矿物质
	3. 水果类	200	90	1.0	–	21.0	维生素
三、肉蛋大豆组	4. 大豆类	25	90	9.0	4.0	4.0	膳食纤维
	5. 奶制品	160	90	5.0	5.0	6.0	蛋白质、钙
	6. 肉蛋类	50	90	9.0	6.0	–	脂肪、蛋白质
四、油脂组	7. 坚果类	15	90	4.0	7.0	2.0	脂肪、矿物质
	8. 油脂类	10	90	–	10.0	–	脂肪

注①：千卡与千焦之间的单位换算为 1 千卡 =4.18 千焦。

计算食物交换份的步骤

第1步 估算理想体重

理想体重（千克）= 身高（厘米）-105

第2步 评价自己的体重正常与否：

实际体重占理想体重的百分比 =(实际体重 -理想体重)/ 理想体重 *100%

正常体重：理想体重 ±10% 以内　肥胖：超过理想体重 20%　消瘦：低于理想体重 20%

第3步 查表确定其劳动强度

而每日每千克体重所需热量则需要通过每个人的活动强度来判定

劳动强度分级参考表		
休息者	居家休息	15~20 千卡
轻体力劳动者	教师、售货员、办公室职员、钟表修理工等	30 千卡
中等体力劳动者	学生、司机、电工、外科医生等	35 千卡
重体力劳动者	建筑工、搬运工、伐木工、农民、舞蹈演员等	40 千卡

第4步 每日每千克体重所需能量：

每一交换份食物的产能营养素含量表

劳动强度 ＼ 体重评价	消瘦	正常	肥胖
卧床休息	20~25（千卡/日）	15~20（千卡/日）	15（千卡/日）
轻体力劳	35（千卡/日）	25~30（千卡/日）	20~25（千卡/日）
中等体力劳动	40（千卡/日）	35（千卡/日）	30（千卡/日）
重体力劳动	40~45(千卡/日)	40（千卡/日）	35（千卡/日）

第5步 计算每日所需总能量

全天所需总能量（千卡）= 理想体重 * 每日每千克体重所需能量

第6步 计算全天食品交换份份数

全天食品交换份份数 = 全天所需总能量 /90

举例：

小张身高 170 厘米，体重 68 千克，为办公室职员。

（1）他的理想体重（千克）=170-105=65（千克）

（2）实际体重占理想体重的百分比 =（68-65）/ 65*100% = 4.6%<10%，体重正常

（3）办公室工作为轻体力劳动

（4）每日每千克体重所需能量为 25~30（千卡）（可以取中值 27 千卡）

（5）他的全天总能量为 65（千克）*27（27 千卡 / 千克 日）=1755 ≈ 1800 千卡 / 日

（6）他的全天食品交换份份数 =1800/90 = 20(份)

食物交换表

谷薯类食物热量等值交换份表

每一交换份谷薯类食物提供蛋白质2克，碳水化合物20克，热量90千卡

食品名称	质量（克）	食品名称	质量（克）
大米、小米、糯米、薏米	25	干粉条、干莲子	25
高粱米、玉米糁	25	绿豆、红豆、芸豆、干豌豆	25
面粉、玉米面	25	油条、油饼、苏打饼干	25
混合面	25	烧饼、烙饼	35
燕麦片、莜麦面	25	咸面包、窝头	35
荞麦面、苦荞面	25	生面条	35
各种挂面	25	土豆	100
龙须面	25	湿粉皮	150
通心粉	25	鲜玉米（中等大小，带棒心）	200

蔬菜类食物热量等值交换份表

每一交换份蔬菜类食物提供蛋白质5克，碳水化合物17克，热量90千卡

食品名称	质量（克）	食品名称	质量（克）
鲜豌豆	70	韭菜、茴香、茼蒿	500
百合、芋头	100	芹菜、甘蓝、莴笋	500
山药、荸荠、藕、凉薯	150	黄瓜、茄子、丝瓜	500
胡萝卜	200	芥蓝、小白菜	500
鲜豇豆、扁豆、洋葱、蒜薹	250	空心菜、苋菜、龙须菜	500
南瓜、菜花	350	绿豆芽、鲜蘑菇、水发海带	500
白萝卜、柿子椒、茭白、冬笋	400	西葫芦、番茄、冬瓜、苦瓜	500
白菜、圆白菜、菠菜、油菜	500		

水果类食物热量等值交换份表

每一交换份水果类食物提供蛋白质1克，碳水化合物21克，热量90千卡

食品名称	质量（克）	食品名称	质量（克）
柿子、香蕉、鲜荔枝（带皮）	150	李子、杏	200
梨、桃、苹果	200	葡萄	200
橘子、橙子、柚子（带皮）	200	草莓	300
猕猴桃	200	西瓜	500

大豆类食物热量等值交换份表

每一交换份大豆类食物提供蛋白质 9 克，碳水化合物 4 克，热量 90 千卡

食品名称	质量（克）	食品名称	质量（克）
腐竹	20	毛豆	70
黄豆	25	北豆腐	100
黄豆粉	25	南豆腐	150
豆腐丝、豆腐干	50	豆浆（1 份黄豆 +8 倍水磨浆）	400

奶制品类食物热量等值交换份表

每一交换份奶制品类食物提供蛋白质 5 克，脂肪 5 克，碳水化合物 6 克，热量 90 千卡

食品名称	质量（克）	食品名称	质量（克）
奶粉	20	无糖酸奶	130
脱脂奶粉	25	牛奶	160
奶酪	25	羊奶	160

肉蛋类食物热量等值交换份表

每一交换份肉蛋类食物提供蛋白质 9 克，脂肪 6 克，热量 90 千卡

食品名称	质量（克）	食品名称	质量（克）
熟火腿、香肠	20	松花蛋（大个带壳）、鸭蛋	60
肥瘦猪肉	25	鸡蛋清	80
熟叉烧肉（无糖）、午餐肉	35	草鱼、比目鱼、鲤鱼、甲鱼	80
熟酱牛肉、熟酱鸭	35	大黄鱼、鳝鱼、鲢鱼、鲫鱼	80
猪瘦肉、牛肉、羊肉	50	对虾、青虾、鲜贝	80
排骨（带骨）	50	兔肉	100
鸭肉	50	蟹肉、水发鱿鱼	100
鹅肉	50	带鱼	100
鸡肉	80	鹌鹑蛋（6 个带壳）	150
鸡蛋（大个带壳）	60	水发海参	350

油脂类食物热量等值交换份表

每一交换份油脂类（包括坚果类）食物提供脂肪 6 克，热量 90 千卡

食品名称	质量（克）	食品名称	质量（克）
花生油、香油（1 汤匙）	10	羊油	10
玉米油、菜籽油（1 汤匙）	10	黄油	10
豆油	10	葵花子（带壳）	20
红花油（1 汤匙）	10	核桃、杏仁	25
猪油	10	花生仁	25
牛油	10	西瓜子（带壳）	40

全天不同热量食谱推荐

下面有不同热量的食谱，请您根据自身所需热量，选择相应食谱：

（理想体重）_____×（每日每千克体重所需热量）_____=（全天所需总热量）_____

1200~1300 千卡（14 份）

建议每日食物内容及数量（食物生重）	
谷薯类 150 克（6 份）	蔬菜类 500 克（1 份）
乳类 320 克（1.5 份）	蛋类 60 克（1 份）
水果类 200 克（1 份）	肉类 75 克（1.5 份）
烹调油 10 克（1 份）	大豆类 25 克（1 份）

推荐一

早餐　发糕 1 块（面粉 30 克）
　　　牛奶 250 克
　　　凉拌芹菜(芹菜 100 克、香油 3 克）

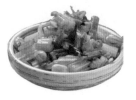

午餐　牛肉面（面粉 75 克、牛肉 50 克、油菜 100 克）
　　　豆腐干拌扁豆丝（豆腐干 25 克、扁豆 100 克、
　　　胡萝卜 50 克、花椒油 2 克）

下午加餐：葡萄 100 克、酸奶 100 克

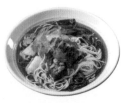

晚餐　红豆米饭（大米 50 克、红豆 20 克）
　　　炒鸡蛋（鸡蛋 60 克、油 5 克）
　　　蒜蓉生菜（生菜 200 克）

睡前加餐：苹果 100 克

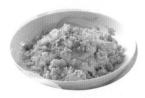

推荐二

早餐

牛奶 150 克
小包子（面粉 50 克、白萝卜
100 克、植物油 3 克）
煮鸡蛋 1 个（60 克）

午餐

荞麦饭（大米 60 克、荞麦 15 克）
清蒸丸子（牛肉 25 克、鲜蘑菇 50 克、
胡萝卜 100 克、海米 5 克、植物油 2 克）
素炒韭菜（韭菜 150 克、植物油 3 克）

下午加餐：苹果 100 克

晚餐

馒头（面粉 75 克）
肉炒香芹豆腐干（猪瘦肉 25 克、香
芹 150 克、豆腐干 25 克、植物油 3 克）

睡前加餐：柚子 100 克

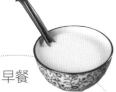

推荐三

早餐

豆浆 200 克
煮鸡蛋 1 个（60 克）
拌杂菜（圆白菜 100 克、茼蒿 50 克、
胡萝卜 50 克、香油 2 克）
燕麦片（25 克）

午餐

红豆米饭（大米 60 克、红豆 15 克）
排骨炖冬瓜（排骨 50 克、冬瓜 150 克、
植物油 2 克）

下午加餐：苹果 200 克

晚餐

莜麦面条（莜麦挂面 75 克）
拌莴笋丝（莴笋 150 克、香油 2 克）

睡前加餐：酸奶 250 克

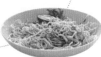

1400~1500 千卡（16 份）

建议每日食物内容及数量（食物生重）	
谷薯类 175 克（7 份）	蔬菜类 500 克（1 份）
乳类 320 克（2 份）	蛋类 60 克（1 份）
水果类 200 克（1 份）	肉类 75 克（1.5 份）
烹调油 15 克（1.5 份）	大豆类 25 克（1 份）

推荐一

早餐　豆腐脑 50 克
　　　小窝头（玉米面 50 克）
　　　五香茶鸡蛋（带壳约 60 克）

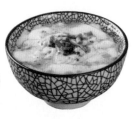

午餐　炒二米饭（大米 50 克、小米 25 克、青椒丁 40 克、
　　　胡萝卜丁 20 克、鸡丁 40 克、植物油 5 克）
　　　拌海带丝（水发海带丝 100 克）
　　　素汤（黄瓜 100 克、虾皮 10 克）
　　　下午加餐：牛奶 200 克

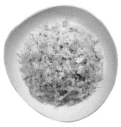

晚餐　肉馄饨（面粉 50 克、猪瘦肉 35 克）
　　　炒素丁（冬瓜 100 克、胡萝卜 20 克、植物油 5 克）
　　　炒生菜（生菜 200 克、植物油 5 克）
　　　睡前加餐：草莓 100 克、无糖酸奶 100 克

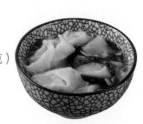

推荐二

早餐
花卷（面粉 50 克）
牛奶 250 克
炒杂菜（胡萝卜 50 克、水发木耳 50
克、洋葱 50 克、植物油 2 克）

午餐
米饭（大米 100 克）
清蒸鱼（鲤鱼 50 克、香油 1 克）
炒西蓝花（西蓝花 150 克、植物油 2 克）
下午加餐：橙子 1 个（200 克）

晚餐
过水面（绿豆挂面 75 克）
醋烹豆芽（绿豆芽 200 克、植物油 2 克）
豆腐干炒鸡丁（鸡肉 50 克、豆腐干 25 克、
花生仁 10 克、植物油 2 克）
睡前加餐：煮鸡蛋 1 个（60 克）

推荐三

早餐
小肉包（面粉 50 克、
瘦猪肉 20 克）
豆浆 250 克

午餐
米饭（大米 100 克）
炒芥蓝（芥蓝 200 克、植物油 4 克）
卤鸡翅（鸡翅 75 克、植物油 4 克）
下午加餐：木瓜 100 克

晚餐
玉米杂粮粥（小米 20 克、玉米 50 克）
烧双笋（春笋 50 克、莴笋 50 克、
植物油 4 克）
鸡蛋炒胡萝卜（鸡蛋 1 个、胡萝卜
200 克、植物油 4 克）
睡前加餐：橘子 100 克

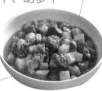

1600~1700 千卡（18.5 份）

建议每日食物内容及数量（食物生重）	
谷薯类 215 克（8.5 份）	蔬菜类 500 克（1 份）
乳类 320 克（2 份）	蛋类 60 克（1 份）
水果类 200 克（1 份）	肉类 100 克（2 份）
烹调油 20 克（2 份）	大豆类 25 克（1 份）

推荐一

早餐　两面发糕（白面 25 克、玉米面 25 克）
　　　豆腐脑 250 克

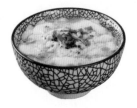

午餐　肉末拌黄瓜丝凉面（荞麦面条 100 克、牛
　　　肉末 50 克、黄瓜 100 克、香油 3 克）
　　　韭菜炒鸡蛋（韭菜 150 克、鸡蛋 1 个、
　　　植物油 3 克）
　　　下午加餐：梨 100 克、无糖酸奶 100 克

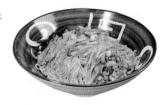

晚餐　蒜末茄子（茄子 150 克）
　　　黄瓜虾仁（虾仁 50 克、黄瓜 100 克）
　　　二米饭（小米 30 克、大米 40 克）
　　　睡前加餐：木瓜 100 克

推荐二

早餐

番茄鸡蛋汤（番茄 50 克、鸡蛋半个）
杂面馒头（面粉 25 克、玉米面 25 克）
豆干拌圆白菜丝（圆白菜 100 克、豆腐干 25 克、香油 2 克）
牛奶（120 克）

午餐

米饭（大米 100 克）
肉片炒四季豆（四季豆 150 克、猪里脊 50 克、植物油 5 克）
蒜末生菜（生菜 100 克、植物油 5 克）

下午加餐：葡萄 200 克

晚餐

杂面窝头（紫米面 25 克、面粉 50 克）
鲷鱼炖豆腐（鲷鱼 50 克、豆腐 50 克、植物油 5 克）
木耳烧白菜（白菜 80 克、水发木耳 20 克、植物油 5 克）

睡前加餐：酸奶 200 克

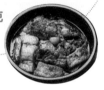

推荐三

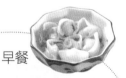

早餐

馄饨（面粉 50 克、鸡蛋 1 个、瘦肉 25 克、紫菜 3 克、香油 2 克）
拌海带丝（水发海带 100 克、香油 1 克）

午餐

莲子饭（大米 75 克、干莲子 25 克）
清炒茼蒿（茼蒿 200 克、植物油 2 克）
酱鸭肉（鸭肉 50 克、植物油 2 克）

下午加餐：柚子 100 克、牛奶 120 克

晚餐

四季豆焖面（四季豆 200 克、牛肉末 25 克、面条 75 克、油 3 克）

睡前加餐：酸奶 200 克

1800~1900 千卡（20.5 份）

建议每日食物内容及数量（食物生重）	
谷薯类 225 克（9 份）	蔬菜类 750 克（1.5 份）
乳类 500 克（3 份）	蛋类 60 克（1 份）
水果类 200 克（1 份）	肉类 100 克（2 份）
烹调油 20 克（2 份）	大豆类 25 克（1 份）

推荐一

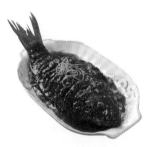

早餐　豆腐脑 100 克
金银卷（白面 50 克、玉米面 25 克）
煮鸡蛋 1 个
苦瓜拌洋葱（苦瓜 50 克、洋葱 50 克、香油 4 克）
上午加餐：牛奶 250 克

午餐　燕麦饭（大米 50 克、燕麦片 25 克）
烧草鱼（带骨草鱼 75 克、植物油 4 克）
炒韭菜（韭菜 300 克、植物油 4 克）
下午加餐：橙子 200 克

晚餐　花卷（面粉 50 克）
煮玉米（半根）
鸡片炒菜花（菜花 150 克、鸡胸肉 50 克、
植物油 4 克）
鱼香冬瓜（冬瓜 150 克、植物油 4 克）
睡前加餐：酸奶 250 克

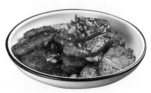

推荐二

早餐
豆浆 200 克
燕麦片（50 克）
煮鹌鹑蛋 6 个
炝油菜（油菜 100 克、香油 4 克）

上午加餐：牛奶 120 克、无糖饼干 25 克

午餐
葱花饼（面粉 100 克）
瘦肉炒韭菜（韭菜 200 克、瘦肉 25 克、植物油 4 克）

下午加餐：猕猴桃 200 克、牛奶 120 克

晚餐
红豆饭（大米 30 克、红豆 20 克）
炝拌芹菜（芹菜 200 克、香油 4 克）
香菇小白菜汤（小白菜 200 克、香菇 20 克、植物油 4 克）

睡前加餐：酸奶 250 克

推荐三

早餐
紫米发糕（紫米面 50 克）
盐煮黄豆、青豆 25 克
番茄 100 克

上午加餐：牛奶 250 克、无糖饼干 25 克

午餐
二米饭（大米 50 克、小米 50 克）
烧鳝鱼（鳝鱼 80 克、植物油 4 克）
花生菠菜（花生仁 25 克、菠菜 250 克、香油 2 克）

下午加餐：苹果 200 克

晚餐
馄饨（面粉 50 克、肉末 25 克）
炒西葫芦（西葫芦 200 克、植物油 3 克）
烧莴笋（莴笋 150 克、胡萝卜 25 克、植物油 3 克）

睡前加餐：酸奶 250 克

1900~2000 千卡（21.5 份）

建议每日食物内容及数量（食物生重）	
谷薯类 250 克（10 份）	蔬菜类 750 克（1.5 份）
乳类 500 克（3 份）	蛋类 60 克（1 份）
水果类 200 克（1 份）	肉类 100 克（2 份）
烹调油 20 克（2 份）	大豆类 25 克（1 份）

推荐一

早餐 奶香麦片粥（牛奶 250 克、燕麦片 25 克）
馒头片 50 克
鹌鹑蛋 3 个
拌白菜心（白菜心 100 克、香油 4 克）

午餐 荞麦米饭（大米 50 克、荞麦 50 克）
莴笋烧肉（莴笋 150 克、瘦肉 25 克、植物油 4 克）
虾仁芹菜（芹菜 100 克、鲜虾仁 50 克、植物油 4 克）
下午加餐：橙子 200 克

晚餐 花卷（面粉 75 克）
拌茄泥（茄子 150 克、香油 4 克）
炒苦瓜（苦瓜 150 克、肉末 25 克、植物油 4 克）
睡前加餐：黄瓜 200 克、牛奶 250 克

推荐三

早餐
无糖酸奶 125 克
全麦面包 50 克
煮鸡蛋 1 个
素杂拌（菜花 50 克、黄瓜 50 克、
番茄 50 克、香油 3 克）
豆浆 200 克

上午加餐：无糖饼干 25 克

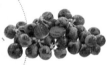

午餐
馒头（面粉 75 克）
牛肉蔬菜汤（牛瘦肉 50 克、圆白菜
100 克、番茄 50 克、植物油 4 克）
鱼香茄子（茄子 150 克、植物油 4 克）

**下午加餐：酸奶 125 克、全麦面包
25 克**

晚餐
二米饭（大米 50 克、小米 25 克）
拌豇豆（豇豆 150 克、花生仁 15 克、
香油 3 克）
虾仁烧油菜（油菜 150 克、虾仁 50 克、
植物油 4 克）

睡前加餐：葡萄 100 克、牛奶 250 克

推荐三

早餐
鸡蛋面（挂面 50 克、鸡
蛋 1 个、菠菜 100 克）

**上午加餐：牛奶 125 克、
燕麦片 25 克**

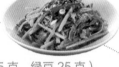

午餐
杂粮饭（大米 25 克、小米 25 克、绿豆 25 克）
炒空心菜（空心菜 200 克、植物油 4 克）
葱烧河虾（河虾 100 克、小葱 25 克、植物油 4 克）
冬瓜肉丝汤（冬瓜 100 克、瘦肉 20 克、植物油 4 克）

下午加餐：酸奶 250 克、无糖饼干 25 克

晚餐
花卷（面粉 75 克）
炝芹菜花生（芹菜 200 克、花生仁 10 克、香油 4 克）
炖豆腐（内酯豆腐 100 克、干木耳 10 克、植物油
4 克）

睡前加餐：桃 200 克、牛奶 125 克

糖尿病特殊人群饮食调养方案

儿童糖尿病患者

儿童糖尿病不同于成人糖尿病，由于儿童处于生长发育的关键时期，因此不能像成人一样严格控制总热量的摄入，要将热量尺度适当放宽，同时随时关注生长发育情况。

患有糖尿病的儿童和青少年由于处在生长发育阶段，所以营养治疗方案应有别于成人。总能量不应控制太严格，碳水化合物占比可以稍低一些，以增加蛋白质的占比。

同时饮食搭配需要更加均衡，保证正常生长发育所需。由于大多数儿童和青少年期的糖尿病为Ⅰ型糖尿病，需要胰岛素治疗，饮食方案最好在专业人员的指导下制订，并采用适应儿童期生长发育不同阶段的个体化饮食治疗方案。同时密切监测生长发育情况，随时调整。

每天的总能量（千卡）	
1 岁以内婴儿	每日 80~90 千卡 / 千克体重
1 岁以上	1000+ 年龄 ×（70~100）

公式中的系数可结合年龄选择：<3 岁按 100，3~6 岁按 90，7~10 岁按 80，大于 10 岁按 70。如果孩子肥胖，则应适当减少能量的供应。

控制总能量的同时应注意保持平衡膳食，三大营养物质可以按照如下比例分配：

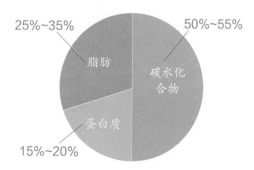

其实糖尿病孩子的能量和三大营养物质的量和比例与普通孩子差别并不是很大大。需要限制的食物（如甜食、水果等）也可以参照成年糖尿病患者。但对于患有Ⅰ型糖尿病使用胰岛素治疗的孩子是否采取少食多餐的策略需要听从医生或临床营养师的具体建议。

同时孩子的饮食治疗方案要随着孩子的生长发育不断进行调整。一般在营养治疗后的一个月，饮食计划就应该进行评价及调整。随后每 3 个月审核调整一次饮食营养治疗的方案。当营养治疗方案成熟且步入正轨之后每年至少进行一次营养评估及饮食方案的调整。

妊娠糖尿病患者

妊娠糖尿病患者分为两种情况：一种是妊娠前已有糖尿病的患者，称为孕前糖尿病；另一种是妊娠后首次发生的糖尿病，称为妊娠期糖尿病，不论哪一种，都属于妊娠合并糖尿病的范围。

妊娠期血糖控制指标	
时间	血糖（毫摩尔／升）
空腹或餐前	≤ 5.3
餐后 1 小时	≤ 7.8
餐后 2 小时	≤ 6.7

饮食成分组成

孕中晚期能量及各种营养素需要量都比孕前有所增加。但有妊娠糖尿病的孕妈妈应注意不要摄入过量，以防体重增加过多，导致血糖不容易控制。主食的摄入量为 200~300 克，具体的摄入量以维持合适的体重增加量以及良好的餐后血糖为目标。主食要粗细搭配，少吃精米精面；保证正常的肉、蛋、奶摄入量；烹调使用植物油，减少肥肉以及油煎、油炸食物；保证每天吃足量的（500 克）绿叶蔬菜；限制水果的量每天不超过 200 克；并进行适当的餐后活动。

三餐分配

保证每天五六餐，少量多餐有助于稳定控制血糖，减少餐后高血糖及餐前低血糖。睡前应加餐，选用牛奶、鸡蛋等食物，防止夜间低血糖。不能为了使血糖稳定就减少饮食摄入，保证母婴营养良好是最重要的。

不同体型孕妇建议体重增加值		
孕前 BMI	体形	建议体重增加值
≤ 18.5	消瘦	12.5~18 千克
18.5~23.9	正常	11.5~16 千克
24~27.9	超重	7.5~11.5 千克
≥ 28	肥胖	6~6.8 千克

适宜多吃

新鲜绿色蔬菜：补充膳食纤维、维生素 C

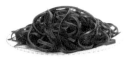
紫菜、海带：补充碘
动物肝脏和动物血：补充铁

第二章

糖尿病患者的饮食调养原则和方法

无论是哪种类型的糖尿病患者，饮食治疗都是控制血糖的重要途径之一。运用饮食调控好您的血糖，就必须在食物的选择、搭配、烹制、分配等方面下功夫。只要吃得科学、合理，糖尿病患者既能享受舌尖上的美食乐趣，又能得到治疗疾病的益处。

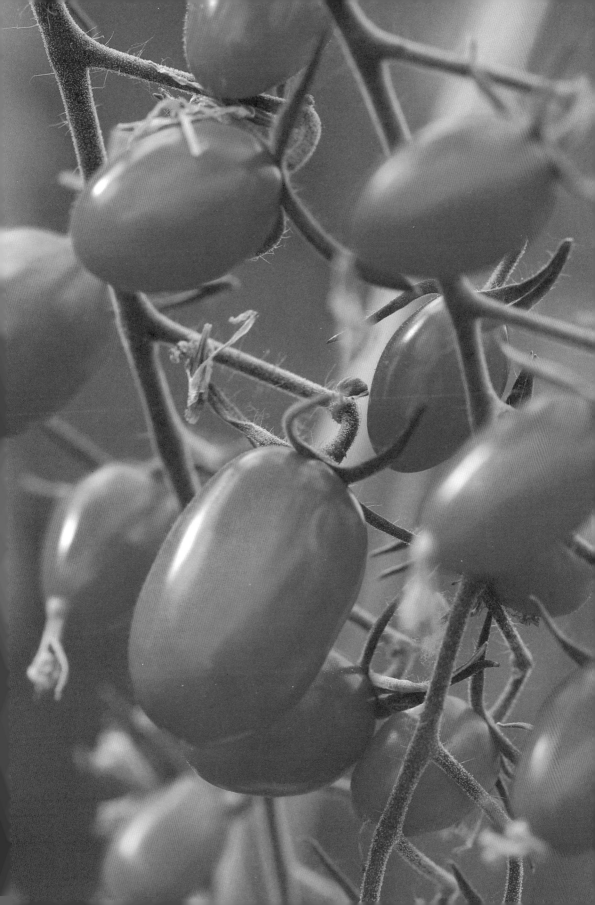

饮食调养原则

饮食调养方法不但适合糖尿病患者，也同样适合健康人群。为了有效实施，我们需要遵守饮食调养的三大原则：七分饱、膳食需平衡、饮食要规律。

七分饱

七分饱是中国传统的养生观念及生活方式之一。对于糖尿病患者而言，胰岛素功能的下降使得一旦过食就极易导致血糖值的"飙升"，因此，七分饱更是糖尿病患者日常饮食调养中的"三字箴言"。

七分饱的判断标准

胃向大脑传达饱胀信息需要 20~30 分钟，如果每一餐都吃到有了"饱"的感觉才放下筷子，其实已经超标了。既然医学专家一直提倡饮食七分饱是最佳状态，那么七分饱究竟是一种什么感觉呢？

一分饱
吃了两口之后，还是会听到自己的肚子响，连平时不喜欢的东西都变得爱吃起来

二分饱
很想吃东西，看到面前有什么都会觉得很好吃

三分饱
虽然肚子没有在咕咕响，但有一种空空的感觉

四分饱
没有饥饿的感觉，但胃还有空间装下想吃的东西

五分饱
还可以继续进食，慢慢地开始挑选自己喜欢的食物去吃

六分饱
开始有一点饱的感觉，不会去触碰自己没有那么喜欢的食物

七分饱
基本上已经饱了，再吃也只是锦上添花，对于喜欢吃的食物也感觉没有那么好吃了

八分饱
肚子满满当当，感觉再吃肚子就要鼓出来了

九分饱
感觉胃有点胀，吃完就想立马去躺着

十分饱
撑得胃痛，肚子鼓胀，非常难受

如果你感受不到这种细致的差异，则以自身感觉来衡量七分饱，即以每顿饭后精力充沛，到下一餐前有一点饥饿感为标准。

七分饱的窍门

从以下五个方面做到传说中的七分饱，这五步并不难，只要糖尿病患者稍微注意一下就可以。不管这七分饱是不是真的很准确，但只要不总是吃撑，其实就差不多了。

1

专心吃饭

专心致志进食的情况下才能感受到不同级别饱的感受。如果边吃边聊，或边吃边看电视，就很难感受到饱感的变化，从而不知不觉地饮食过量。

2

细嚼慢咽

只有细嚼慢咽才会感受到饥饿感的消退及胃里逐渐充实的感觉。由此体会到不同饱感程度的区别，找到七分饱的点，把它作为日常食量。

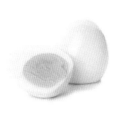

3

少精多粗

吃需要多嚼几下才能咽下去的食物，比如粗粮，能让人放慢进食速度，有利于感受饱感，从而帮助人们控制食量。

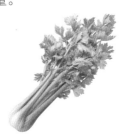

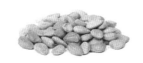

4

改变进餐的顺序

可以先吃液体类的食物，比如汤。液体类的食物好消化，而且会先将胃填满一部分，之后再吃主食和肉类就不会吃太多了。

5

三餐需要按时吃

吃饭时间比吃什么更加重要，晚饭最好在晚上 7 点之前就吃完，这样才有足够的时间让食物消化，这一点对于糖尿病患者来说非常重要。

膳食需平衡

　　"平衡膳食宝塔"结合了我国居民的膳食结构特点，包含了我们每天应该吃的主要食物种类，是一种科学、合理的膳食模式。"宝塔"五层位置和面积不同，在一定程度上反映出各类食物在平时饮食中的地位和应占的比重：位置越低，面积越大，相当于此类食物的摄入量较多；反之，位于塔尖上的食物每日所需量较小。

　　目前的膳食宝塔是针对健康人群设计的，糖尿病患者可以参照其中的建议，同时根据个体的具体情况来进行增减。

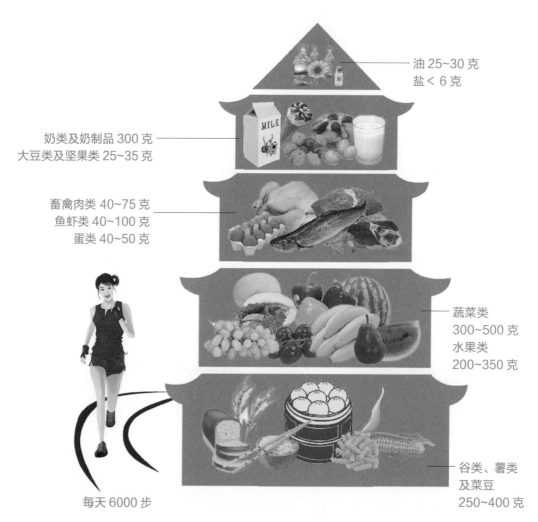

油 25~30 克
盐 < 6 克

奶类及奶制品 300 克
大豆类及坚果类 25~35 克

畜禽肉类 40~75 克
鱼虾类 40~100 克
蛋类 40~50 克

蔬菜类
300~500 克
水果类
200~350 克

谷类、薯类
及杂豆
250~400 克

每天 6000 步

饮食要规律

饮食不规律不仅是导致肥胖的诱因，更会使 B 细胞分泌胰岛素的节奏出现紊乱，从而影响血糖值。

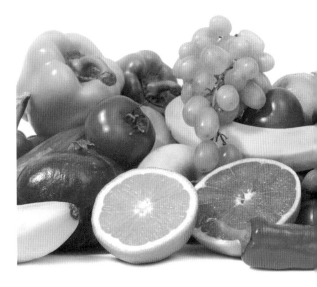

一日三餐热量分配法

糖尿病患者可以尝试将一日三餐所需热量均衡分配到三餐的方法。

每个人的饮食习惯不同，很难做到平均分配热量，这里给出的均衡分配法并不是绝对的平均，而是要大致平均的意思。

比如您每天需要的热量是 1600千卡（20 份），您可以按早餐 7 份，午餐 6 份，晚餐 7 份来进行分配；也可以按早餐 6 份，午餐 7 份，晚餐 7份来分配。这些都不违反原则。

如果糖尿病患者能够随时监测自己的血糖、很好地调整药物，甚至可以给自己加餐。

一日三餐与加餐时间建议

糖尿病患者适宜少吃多餐，将平常三餐进食的量各减少 1/3 左右，放到早餐后 2 小时、中午午睡后、晚上9 点前后进行加餐，这是防止低血糖行之有效的措施。

同时，不管是正餐或是加餐，都需要定时、定量，不可经常随意改变饮食的量和进餐的时间，更不要随意改变降糖药与进餐间隔的时间。

一日三餐及加餐时间建议

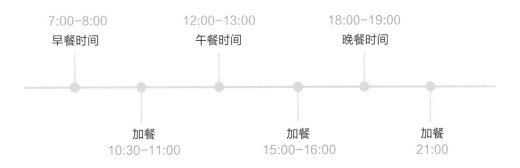

7:00-8:00	12:00-13:00	18:00-19:00
早餐时间	午餐时间	晚餐时间

加餐	加餐	加餐
10:30-11:00	15:00-16:00	21:00

饮食调养方法

饮食调养是糖尿病治疗的基础，也是糖尿病预防和控制中必不可少的措施。在日常饮食中，除了遵循三大原则，还有一些好学好用、有助于健康的饮食调养方法，可以帮您简单轻松地控制血糖。

减少用盐小技巧

用量具控制用量

厨房配备一个限盐勺，方便做饭时对盐量的控制。

做菜起锅时再放盐

起锅的时候再放盐，这时盐附着于食物表面，既能令人感觉到明显的咸味，又不至于过量。

七分熟时加醋

醋可以增进食欲、帮助消化、强化咸味、减少膳食纤维损失，烹煮菜达到七分熟时加点醋，在吃这道菜时就不会感觉没有味道了。

巧用香辛料

选择天然食材、香料代替调味盐，比如柠檬汁、橘皮、孜然、胡椒粉、香菜等，一样可以让菜色香味俱全。

虾皮来提鲜

做汤的时候适量放些虾皮、小鱼干，可以使冬瓜汤等素汤味道更加鲜美。

减少用油小技巧

炒菜之后控油

把菜锅斜放两三分钟，让菜里的油流出来，然后再装盘。青椒、豆角、荸荠、莴笋之类的蔬菜吸油较少，非常适合这种方法。

平底锅炒菜

因为圆底锅受热不均，还会产生粘锅现象，所以人们就会增加放油量。而平底锅受热均匀，可以在一定程度上减少油的用量。

先焯后炒

肉类先焯可以消除多余脂肪，与其他食物同时煎煮还可以减少油脂吸附。烹煮蔬菜时，可以先放少量的油，加热后倒入蔬菜翻炒，随后沿着锅边加入开水，盖上锅盖焖2分钟再打开，这样做出的蔬菜用油少，还容易熟。

烹饪方式选择

选择食材非常重要，但是烹饪方法也同样重要，找对了烹饪方法不仅能保持食材的美味，还能使食材的营养成分得到最大限度的保留，更有益健康。

清炒

清炒的特点是烹饪过程中除了主料之外，辅助调料放得比较少，并且烹饪时间比较短，一般将食材炒至断生即可。这样的炒制方法，不仅炒出来的食材鲜嫩，而且味道鲜美，营养成分保留得也较为完备。对于糖尿病患者来说，既能得到美味，还不会摄入过多的热量。

白灼

白灼的菜品一般口味清淡、爽脆，能很好地保持食材的原汁原味，对于放调料的多少也十分好控制，并且还能保留食材的大部分营养素，对于糖尿病患者来说是十分适合的一种方法。

清蒸

清蒸过程中一般不会放油，以保持食物的原汁原味，并且使食材的营养素流失降低到最小。对于糖尿病患者来说，菜肴不需要过多的食用油和调料，蒸这种烹饪方式可以说是最适合的。

煮

除了水煮比较健康之外，糖煮、煮粥、棒骨煲汤等因为太过油腻和含糖量过多，糖尿病患者不宜食用。另外，煮的时间也不能太长，否则很容易让原材料过度软烂失去口感，同时营养素的流失也会加大。

拌

拌菜的调料通常都比较厚重，比如芝麻酱、辣酱、生抽等，甚至还会放糖，对于糖尿病患者来说，口味要尽量清淡，尽量少放厚重的调味料，更不要放糖。一份清爽的拌菜常常可以增进糖尿病患者的食欲。

烹饪方式也是影响血糖指数的关键因素。

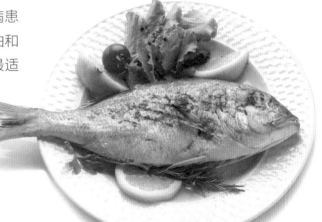

既控制血糖，又能满足幸福感

吃是人的本性，这也不能吃，那也不能吃，糖尿病患者的幸福感直线下降。在日常生活中，不管是自我约束心理松动，还是环境被迫使然，我们都不可避免地会越过健康饮食的"红线"。这时候，我们需要一些可以"弥补"的方案。

想外食或吃外卖该怎么办

外食

糖尿病患者在家里一般都会注意饮食调理，那么外出就餐时应该如何控制血糖，吃得健康又科学呢？

＊不要在饥饿的情况下去餐馆就餐，去餐馆之前，先吃一些低脂食物，如苹果、无脂无糖酸奶等，这样在大餐开始后不至于因美味佳肴的诱惑而吃过头。

＊外出就餐前了解一下所去的餐馆是否可以根据需要提供一些特殊服务，比如炒菜不要放糖、少放些油盐、能提供无糖饮品等。如果是到亲朋好友家赴宴，可以事先告诉宴请的主人您有糖尿病，以便主人在准备菜肴时留心安排一两道低脂肪或无糖的菜。

＊尽量选择自己较为熟悉的菜肴，如果对餐馆提供的某些菜肴不敢肯定，可以向餐馆服务人员仔细询问。

＊使用食品交换份法，估计餐桌上各种食物大概的热量。

＊如果无法克服甜点的诱惑，记得主食吃得略少一些，这一餐的热量就不至于超标。

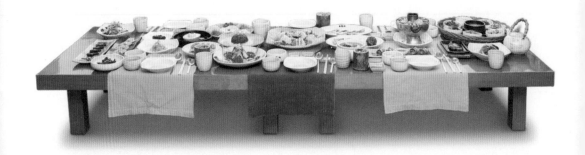

外卖

* 生活节奏的不断加快使得一些上班族没有时间自己煮饭，经常会点外卖吃。而很多糖尿病患者经常吃外卖的结果就是血糖不稳定。在需要吃外卖的情况下，如何采取一些方法能够降低外卖对血糖的影响呢？

* 点餐时尽量选择以清蒸、炖、水煮、凉拌等方式烹饪的食物，减少油炸、糖醋或勾芡的菜式，并给商家附言少油少盐。

* 如果饭盒里菜饭已经分开装，就不要把它们混合在一起，以免让米饭吸入太多油。

* 炸鸡类的食物一定要去皮后再吃，炒青菜也最好过一遍开水或汤类后再食，以减少油脂摄入。

* 如果点了面条类，尽量不要选油面，可以选择红薯面、荞麦面、意大利面等低生糖指数的面条。至于中式面条的生糖指数，从低到高依次为素汤面、干拌面、炒面。

* 从家里携带一些比较便携的食物放在办公室里，如牛奶、酸奶、茶叶蛋、生菜、黄瓜、小番茄等水果蔬菜，这些食物能够让自己在吃外卖的时候补充快餐食物的营养不足。

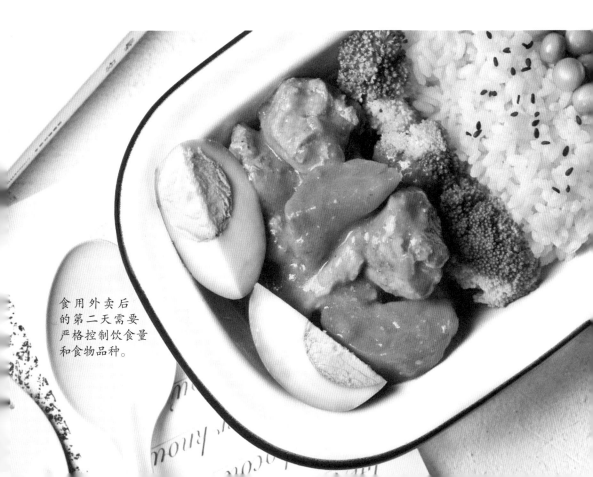

食用外卖后的第二天需要严格控制饮食量和食物品种。

想喝酒怎么办

　　虽然酒的味道不甜，但热量却很高，能无形中让你的血糖升高。从原则上来说，糖尿病患者不宜喝酒，但是，公司应酬、亲友聚餐……总有一些场合让你不得不喝酒，这种情况下该怎样把酒精带来的伤害降到最低呢？

糖尿病患者喝酒小技巧

＊切忌空腹饮酒。空腹饮酒，一方面破坏胃黏膜，另一方面会引起低血糖，对病情不利。

＊酒本来就是高热量食物，因此在食物上也要注意避免浓油赤酱，减少其他高脂高热量的食物摄入，要多吃蔬菜，以凉拌菜为佳。

＊在饮酒的同时请多喝一些水，可以遏制酒量，同时稀释酒精。

＊如果在服用降糖药或其他药物，应先咨询医生，看该药物会不会和酒精起冲突，以免加重病情。

＊每次饮酒要限量，白酒每次不可超过50毫升，葡萄酒150毫升以内，切忌贪杯。

＊干红较为低糖，且含有多酚，对老年人的血管疾病有预防作用，可以作为不得已饮酒情况下的首选。

为预防糖尿病，需控制饮酒量

每天摄入的酒种
类不超过2种。

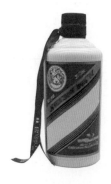

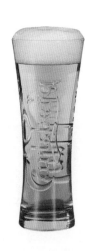

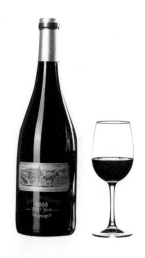

30度白酒不可超过50毫升　　啤酒不可超过250毫升　　葡萄酒不可超过150毫升

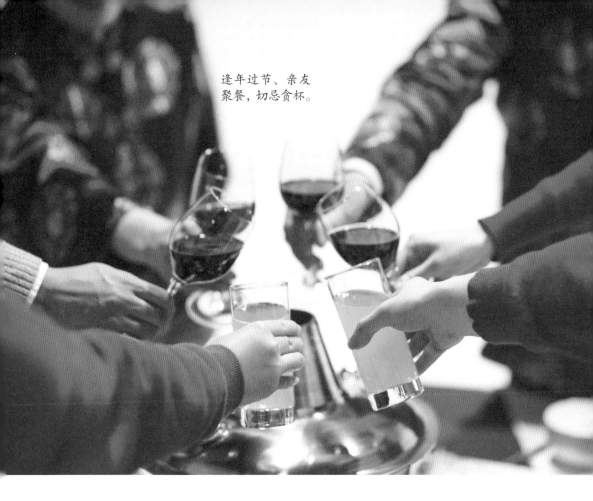

逢年过节、亲友聚餐，切忌贪杯。

　　不过，即使有了这些喝酒的小技巧，也建议糖尿病患者尽量避免喝酒，不要"以身犯险"，因为：

* 喝酒会让你热量超标。同样重量的酒产生的热量要高于同样重量的甜点，酒的热量可见一斑。

* 酒精和降糖药不能做朋友。酒精本身具有促进胰岛素分泌，强化磺脲类的作用，很容易导致低血糖，尤其是在空腹饮酒后，某些降糖药物还会干扰酒精在肝脏的代谢，产生医学所谓的"双硫仑样反应"，轻则胸闷胸痛，重则产生休克。

* 喝酒会伤害多个脏器。喝酒会伤害肝脏，还会影响胰腺功能，糖尿病患者的肝脏及胰腺功能本来就不好，长此以往只会加重病情。

糖尿病患者在什么情况下适宜饮酒

* 空腹血糖值在 7.8 以下。

* 无糖尿病并发症，肝功能正常，以及没有使用胰岛素治疗。

想吃零食怎么办

逢年过节家家户户都会准备零食招待亲朋好友，糖尿病患者平时对自己的嘴管得很严，但到了过节的时候，多多少少都会吃一些。不管是过节还是平时，零食永远都是具有诱惑性的，如何做到既不提高血糖，又不影响一日三餐，合理又适当地吃零食呢？

糖尿病患者吃零食的原则

＊血糖控制得不错。

＊选择低热量零食。

＊控制零食的摄入量。

糖尿病患者可以吃哪些零食

1. 坚果

未加工的坚果，钠的含量也不算高，坚果类食物中碳水化合物含量很低，虽然脂肪含量高，但其中 85% 以上为不饱和脂肪酸，所以对血糖、血压影响较小，还有助于调节血脂。但要注意不能多吃，每天吃自己的一手掌心的量即可。

2. 酸奶

酸奶是经乳酸菌发酵而制成的，乳酸菌不仅有助于身体对各种营养物质的合理吸收，而且有助于胃肠道建立稳定的菌群环境。糖尿病患者喝酸奶时，一定要选择无糖酸奶。

3. 蔬菜

蔬菜中含有大量的膳食纤维，进入胃肠后相当于架起一道天然的屏障，阻碍小肠对葡萄糖、脂肪的吸收，减少吸收量、减慢吸收速度，对血糖影响很小，且有助于预防动脉粥样硬化，增强血管弹性而稳定血压。

宜

苏打饼干，豆腐干，酸奶，黄瓜，番茄，萝卜，适量坚果（核桃、花生、瓜子、松子、开心果等）

忌

薯条、薯片、爆米花、炸鸡、烧烤、饮料、油条、奶油蛋糕

"便当族"应该知道的事项

　　食堂的饭菜又油又不好吃，写字楼附近没有餐馆……于是，很多"上班族"选择自带饭菜，健康又卫生。在这种情况下，患有糖尿病的"便当族"除了把控食物的热量和搭配之外，还需要注意哪些"便当"原则呢？

★要带的蔬菜在前一天烹调时炒至六七分熟就行，以防微波加热时进一步破坏它的营养成分。

注意：相对于隔夜后容易产生硝酸盐、发黄、变味的绿色蔬菜和凉拌蔬菜，根茎类、茄果类蔬菜不易变质，微波炉加热后也不易改变菜肴的色香味。

★要带的蔬菜一定要制作好后直接装盒，不要把头一天晚上吃剩下的菜作为明天带的菜，以防细菌过多。

注意：餐盒要选择玻璃材质的。

★把菜和米饭分格存放，这样既不会使米饭吸收太多汤汁，让人摄入不必要的热量，又能清楚地知道所吃食物的比例，还能延缓食物变质，一举多得。

建议：选购带有多个隔层的餐盒，把饭、不同种类的菜分开放置，既防串味又防变质，两全其美。

★带一些蔬果放在办公室用来加餐，或在蔬果摄入量不够时进行补充。

建议：可带番茄、黄瓜等便于携带又不影响办公环境的食物。

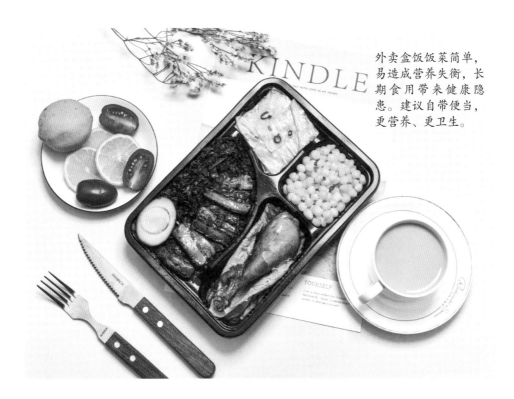

外卖盒饭饭菜简单，易造成营养失衡，长期食用带来健康隐患。建议自带便当，更营养、更卫生。

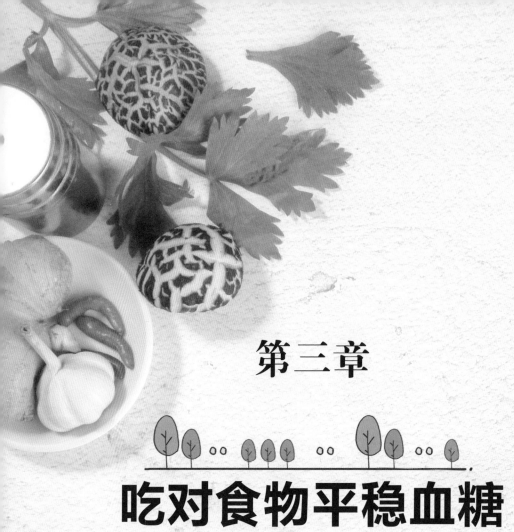

第三章

吃对食物平稳血糖

了解了科学的饮食方法后，我们初步掌握了糖尿病的饮食法则，面对众多的食物，糖尿病患者到底吃什么，怎么吃，才能真正起到控制血糖的作用呢？

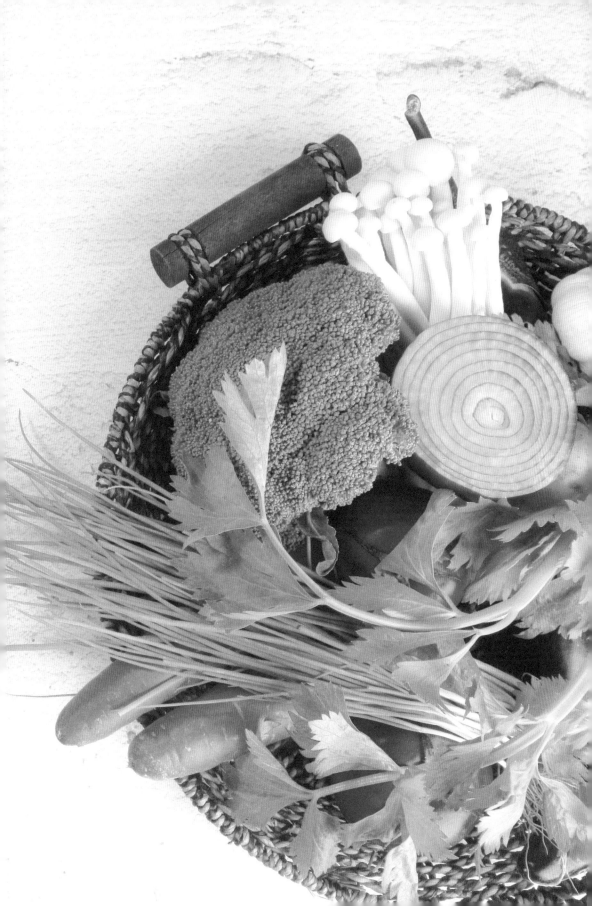

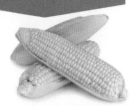

谷薯类食物

鲜玉米

热量：112 千卡[①]
生糖指数：55 ★ ☆ ☆
降糖关键营养素：玉米胚芽油、膳食纤维、B 族维生素

鲜玉米中含有丰富的玉米胚芽油、膳食纤维以及 B 族维生素，三者联合作用，可增加糖尿病患者饱腹感，减少其他主食的摄入，而且有助于促进肠蠕动，对预防肥胖也有好处。

对并发症的益处

玉米中富含镁元素，可以舒张血管，对糖尿病的相关并发症，比如动脉粥样硬化、高脂血症、高血压、冠心病、脑血管病，都有一定的食疗和预防作用。

降糖吃法

玉米可以直接煮着吃，也可以将玉米粒和其他蔬菜混合进行炒制，或者晾制后研磨成粉，制成窝头、粗粮馒头等，都有助于降低餐后血糖水平。

玉米的营养功效

* 含有较为丰富的膳食纤维，可以促使人体的废物排出体外，缓解糖尿病患者的便秘症状。

* 玉米中的硒能保护和改善胰腺功能，防止胰岛细胞被破坏。

* 玉米中的亚油酸与玉米胚芽中的维生素 E 共同作用，能够降低血液胆固醇浓度，防止胆固醇沉积于血管壁。因此玉米是预防高血压、冠心病的极佳食物。

营养好搭配

玉米 + 银耳

二者都富含膳食纤维，具有润肠通便的功效，两者搭配，能预防和缓解便秘，还能减肥瘦身。

玉米 + 牛奶

二者搭配食用，能润燥、护肤、补钙。

营养专家提醒

一般人群均可食用，但患有干燥综合征、糖尿病、更年期综合征且属阴虚火旺之人不宜食用爆玉米花，否则易助火伤阴。

注①：每 100 克可食部位热量。

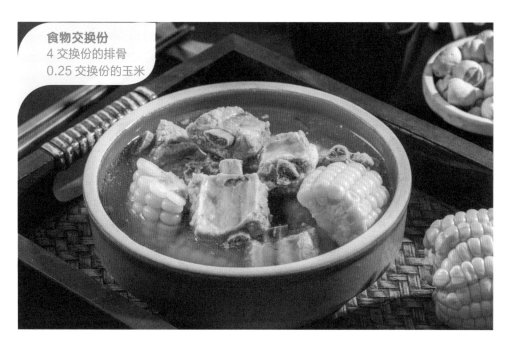

食物交换份
4 交换份的排骨
0.25 交换份的玉米

玉米排骨汤

原料：玉米、胡萝卜各 50 克，排骨 200 克，盐适量。

做法：

1.玉米去皮，择净毛须，洗净，切成小段；胡萝卜去皮，洗净，切块。

2.排骨冷水入锅，焯水捞出。

3.将所有食材放入锅中，加适量清水煲汤，煲至熟后，调入盐即可。

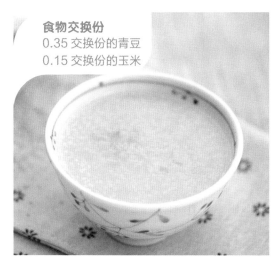

食物交换份
0.35 交换份的青豆
0.15 交换份的玉米

玉米青豆粥

原料：玉米 30 克，青豆 25 克，小米 50 克。

做法：

1.新鲜玉米洗净，剥下玉米粒；青豆、小米分别洗净。

2.锅内加水，将所有食材放入，大火煮开后转小火熬至粥黏稠即可。

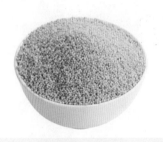

小米

热量：358 千卡
生糖指数：71 ★ ☆ ☆
降糖关键营养素：维生素

小米中的蛋白质、脂肪及维生素含量都很高，脂肪主要为不饱和脂肪酸，可以降低人体血液中的胆固醇、甘油三酯及血液黏稠度，是糖尿病患者的食疗佳品。

对并发症的益处

小米富含 B 族维生素、钙、镁、磷、钾等成分，有助于调节血糖，辅助防治糖尿病并发神经病变；小米富含膳食纤维和碳水化合物，有助于延缓餐后血糖上升。

降糖吃法

小米宜与大豆或肉类食物混合食用，这是由于小米富含碳水化合物，与大豆或肉食搭配可以让营养充分地被人体吸收。

小米的营养功效

★ 富含维生素 B_1、维生素 B_2 等，具有防止消化不良及口角生疮的功效。

★ 含有丰富的铁质，吃小米可以补充铁元素，有利于补血，保护发质，还可滋润皮肤，有助皮肤红润。

★ 含有丰富的胡萝卜素，可明目养眼。

★ 含有丰富的膳食纤维，可以滋润肠胃，促进消化，利于通便排毒。

营养好搭配

小米 + 桂圆

小米搭配桂圆、红糖，可补血养颜、安神益智，适用于心脾虚弱、气血不足、失眠健忘等病症。

小米 + 鸡蛋

小米有滋润肠道和美容养颜的效果，鸡蛋中的蛋白质含量很高，二者搭配食用有很好的互补作用。

营养专家提醒

小米和肉类、蔬菜配合食用，不仅可以提供更加全面的氨基酸种类，还可以降低小米的生糖指数。

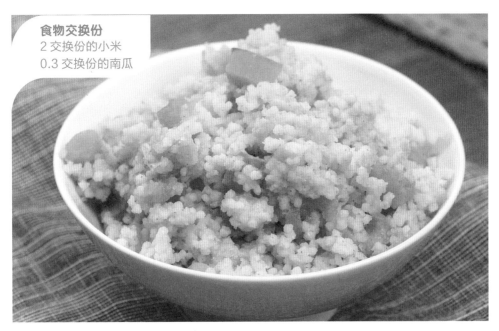

食物交换份
2 交换份的小米
0.3 交换份的南瓜

小米南瓜饭 宜做便当

原料：小米 50 克，南瓜 100 克。

做法：

1.小米洗净，南瓜洗净、切小块。

2.锅里放水煮开，放入小米和南瓜块。

3.大火煮开，然后小火焖煮，随时搅动。

4.等水分基本煮干，即可关火。

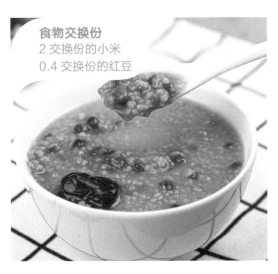

食物交换份
2 交换份的小米
0.4 交换份的红豆

小米大枣粥

原料：小米 50 克，大枣 10 克，
红豆 10 克。

做法：

1.红豆洗净，用水浸泡 4 小时；
小米淘洗干净；大枣洗净。

2.把锅烧热，倒入适量清水烧开，
加红豆煮至半熟，再放入洗净
的小米、大枣，煮至烂熟成粥
即可。

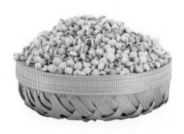

薏米

热量：357 千焦

生糖指数：29 ★ ☆ ☆

降糖关键营养素：薏苡仁糖、硒

薏米中的薏苡仁素和薏苡仁糖均具有降低血糖的作用。薏米还含有多种维生素和矿物质，能够促进新陈代谢并补充矿物质。薏米中的硒元素可以抗氧化，抑制正常细胞向肿瘤细胞转化。

对并发症的益处

薏米中含有的薏米醇可以除湿利尿，具有良好的降血糖、降血脂、降血压功效，尤其是对于一些肥胖型的糖尿病患者来说，效果更加明显。

降糖吃法

薏米中含丰富的碳水化合物、蛋白质、维生素 B_2 等营养成分，薏米红豆汤有显著的利尿作用，对水肿的糖尿病患者有很好的辅助食疗功效。与绿豆一起煮汤还可延缓餐后血糖升高。

薏米的营养功效

★ 薏米可促进新陈代谢，有利尿消肿的功效。

★ 薏米可以促进肠道的蠕动，富含膳食纤维，使肠道更加健康。

★ 含有一定的维生素 E，常食可以保持皮肤光泽细腻，消除粉刺、色斑，改善肤色。是民间传统美容养颜食物，被认为可以减少色素沉着，有助于消除脸部色斑。

营养好搭配

薏米 + 红豆

两者搭配食用可延缓血糖升高，对糖尿病并发肥胖、高脂血症有一定的防治作用。

薏米 + 山药

两者同食可抑制餐后血糖急剧上升，同时也可避免能量摄入过多，能使血糖得到较好调节。

营养专家提醒

胃寒的人不能多吃薏米，消化不良、经常腹泻者应慎吃薏米。

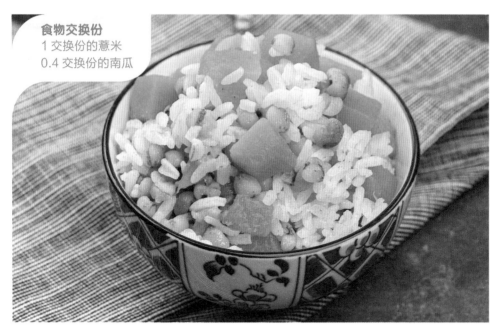

南瓜薏米饭 宜做便当

原料：薏米 25 克，南瓜 150 克，大米 50 克。

做法：

1.南瓜洗净，去皮、瓤，切成小块。

2.薏米洗净、拣去杂质，浸泡 3 小时；大米洗净，浸泡 30 分钟。

3.将大米、薏米、南瓜块和适量清水放入电饭锅中，蒸至电饭锅提示米饭蒸好即可。

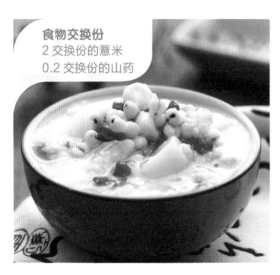

薏米山药粥

原料：薏米、高粱米各 50 克，山药 30 克。

做法：

1.将薏米和高粱米洗净，薏米、高粱米浸泡 4 小时；山药洗净，去皮，切成丁。

2.把锅烧热，倒入清水，放入薏米、高粱米煮软，再加入山药丁，煮至山药、米粒熟烂即可。

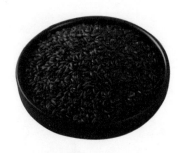

紫米

热量：346 千卡

生糖指数：42.3 ★ ☆ ☆

降糖关键营养素：锌、花青素

现代研究发现紫米含有丰富的锌、锰等矿物质元素，可协助葡萄糖在细胞膜上转运，提高葡萄糖利用率，促使胰岛素合成。紫米不仅可预防糖尿病的发生，对 2 型糖尿病患者也有一定的辅助食疗作用。

对并发症的益处

紫米的皮层中含有花青素类，具有很强的抗氧化作用，可以预防动脉硬化。

降糖吃法

紫米煮粥加入花生、红豆等，不但补血益气，还可利水消肿，对于糖尿病合并水肿的患者，有很好的食疗功效。

紫米的营养功效

★ 紫米中的植物抗氧化剂成分利于保护心血管健康，防止动脉硬化，还有预防癌症的作用。

★ 紫米中的黄酮类化合物能维持血管正常渗透压，减轻血管脆性，防止血管破裂和止血。

★ 紫米富含膳食纤维，常食能够降低血液中的胆固醇，有助于预防冠状动脉硬化引起的心脏病。

营养好搭配

紫米 + 大米

两者一起食用，可防止餐后血糖急剧上升，平稳血糖。

紫米 + 燕麦

两者一起食用，可降低胆固醇，具有延缓衰老、美白肌肤的功效。

营养专家提醒

用紫米煮粥时，淘洗次数不要多，泡米水一同煮，能更多地保留皮层中的营养成分。病后消化能力弱的人不宜急于吃紫米。

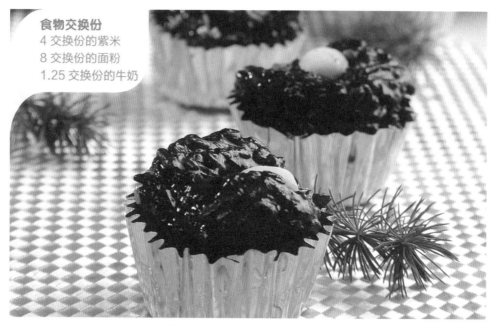

食物交换份
4 交换份的紫米
8 交换份的面粉
1.25 交换份的牛奶

紫米发糕 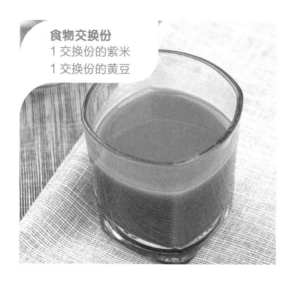宜做便当

原料：紫米 100 克，面粉 200 克，牛奶 200 克，发酵粉适量，白糖少许。

做法：

1.紫米洗净、晾干后放入料理机中打成粉，与面粉混合，加入白糖、发酵粉，
　倒入牛奶和成面团，放置温暖处饧面 15 分钟。

2.蒸锅中加足量水，大火烧至冒汽，放入面团，大火蒸 30 分钟左右即可。

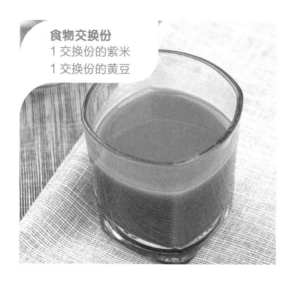

食物交换份
1 交换份的紫米
1 交换份的黄豆

紫米豆浆

原料：紫米、黄豆各 25 克。

做法：

1.紫米、黄豆分别洗净，浸泡 8
　小时。

2.将紫米、黄豆连同水放入豆浆
　机中启动"豆浆"程序。

3.程序结束后，倒出豆浆即可。

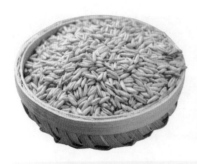

燕麦

热量：338 千卡

生糖指数：54 ★ ☆ ☆

降糖关键营养素：氨基酸、膳食纤维

　　燕麦中的蛋白质和脂肪的含量都高于其他谷物，蛋白质中含有 8 种人体必需的氨基酸，燕麦脂肪中的油酸和亚油酸含量都很高，是营养丰富的谷物，也是糖尿病患者不可缺少的天然保健食物。

对并发症的益处

　　燕麦中的膳食纤维能改善胰岛素的敏感性，降低对胰岛素的需求，从而调节血糖水平。由于膳食纤维具有调节血糖和血脂的双重功效，因此被认为是预防和辅助治疗糖尿病和心脑血管并发症的有效饮食疗法。

降糖吃法

　　燕麦最好是煮粥食用，燕麦配牛奶，不但可以补充蛋白质，还可以补充钙质，是比较理想的吃法。对于糖尿病患者来说，推荐在焖米饭时加点燕麦，无论从口感上还是营养上都是不错的搭配。

燕麦的营养功效

★ 燕麦的水溶性膳食纤维分别是小麦和玉米的 4.7 倍和 7.7 倍。

★ 燕麦的氨基酸组成比较全面，人体必需的 8 种氨基酸含量相对较多。

★ 燕麦中的钙、磷等矿物质可以改善血液循环，促进伤口愈合。

★ 含有钾、铁、泛酸、铜和膳食纤维，可以降低胆固醇，对脂肪肝、糖尿病、便秘等都有食疗功效。

营养好搭配

燕麦 + 牛奶

补充优质蛋白质及钙，有助于降血脂、降血糖，还可以通便。

燕麦 + 山药

降血糖、降血压、减肥，是糖尿病、高血压、高脂血症患者的膳食佳品。

营养专家提醒

燕麦一次食用不宜过多，否则不易消化。燕麦最好选择没有加工过的，这样能最大限度地保留其营养成分。

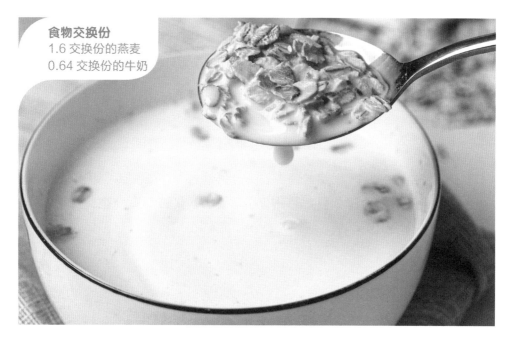

食物交换份
1.6 交换份的燕麦
0.64 交换份的牛奶

牛奶燕麦

原料：生燕麦片 40 克，牛奶 250 克。

做法：

1.锅内加适量水烧开，加入燕麦片。

2.大火煮开，转小火煮至燕麦片变得黏稠。

3.倒入牛奶，小火再煮至牛奶沸腾即可。

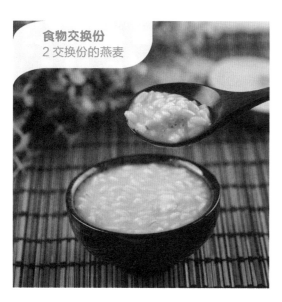

食物交换份
2 交换份的燕麦

燕麦粥

原料：燕麦 50 克。

做法：

1.燕麦淘洗干净，用清水浸泡 30 分钟。

2.将燕麦放入锅中，倒入适量清水煮沸，转小火继续煮 20 分钟即可。

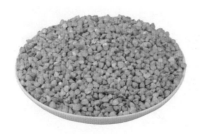

荞麦

热量：324 千卡

生糖指数：54 ★ ☆ ☆

降糖关键营养素：芦丁、黄酮类物质

荞麦中富含的铬元素会与甘氨酸、半胱氨酸等形成络合物，成为葡萄糖耐量因子，它具有加强胰岛素的作用，是重要的血糖调节剂。荞麦中所含的芦丁成分也可调节胰岛素活性，平稳血糖。

对并发症的益处

荞麦中的某些黄酮成分、锌、维生素 E 等，具有改善葡萄糖耐量的功效。荞麦还可以预防高血压、冠心病，因为它富含芦丁，能降低毛细血管的通透性及脆性。

降糖吃法

荞麦馒头和荞麦面条，都是既补充营养又可降低血糖的好选择。

荞麦的营养功效

★ 含有较多的矿物质，特别是磷、铁和镁，这些物质可以维持人体心血管系统和造血系统的正常功能。

★ 含有膳食纤维、维生素 E、烟酸和芦丁，能抑制体内脂肪的蓄积，起到减肥瘦身的作用。

★ 所含的黄酮类物质有抗菌、消炎、止咳、平喘的功效。

★ 所含的单不饱和脂肪酸和多不饱和脂肪酸能起到降低血脂的作用。

营养好搭配

荞麦 + 牛奶

荞麦中缺少精氨酸、酪氨酸，而牛奶富含优质蛋白质，两者搭配食用，营养更均衡，有利于糖尿病患者病情的稳定和免疫力的维持。

荞麦 + 薏米

荞麦和薏米搭配可以有效抑制餐后血糖的升高。

营养专家提醒

荞麦性凉，脾胃虚寒、消化功能差、经常腹泻的人不宜食用。

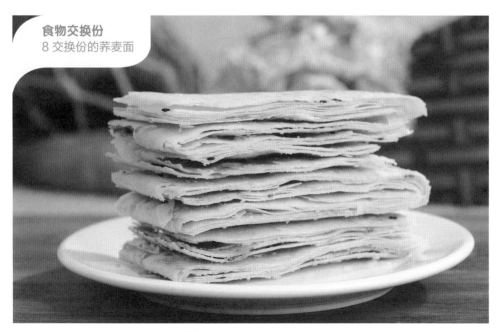

食物交换份
8 交换份的荞麦面

葱香荞麦饼 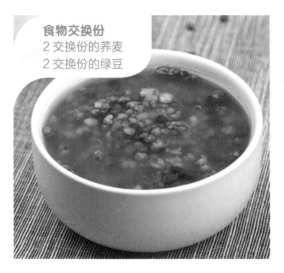宜做便当

原料： 荞麦面 200 克，葱花、盐、油各适量。

做法：

1. 荞麦面倒入足够大的容器中，加适量温水，和成光滑的软面团，饧发 30 分钟；葱花拌入少许植物油和盐。
2. 饧发好的面团擀成面片，把葱花均匀地撒在上面，卷成面卷，分成 3 等份，将面卷两头接合捏紧，按成圆饼状，用擀面杖擀薄，放入煎锅中烙熟即可。

食物交换份
2 交换份的荞麦
2 交换份的绿豆

荞麦绿豆粥

原料： 荞麦、绿豆各 50 克。

做法：

1. 绿豆洗净，放入清水中浸泡 30 分钟；荞麦洗净。
2. 荞麦、绿豆放入锅中，加水，大火烧开，转小火煮至荞麦熟、绿豆开花即可。

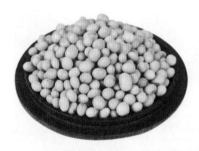

黄豆

热量：390 千卡
生糖指数：20 ★ ☆ ☆
降糖关键营养素：豆固醇、大豆异黄酮

大豆异黄酮能有效降低血脂，辅助控制血糖水平，对糖尿病并发高脂血症以及冠心病等心血管疾病有一定的预防效果。大豆异黄酮能够改善 2 型糖尿病的胰岛素抵抗和血浆脂蛋白水平，有助于控制血糖。

对并发症的益处

黄豆所含的皂苷有明显的调血脂作用，同时，可抑制体重增加，减少血清、肝中的脂质含量。因此，黄豆对于预防糖尿病并发血脂异常症、肥胖症和脂肪肝均有一定的益处。

* 黄豆中的大豆异黄酮能有效延缓女性衰老，使皮肤保持弹性。

* 含有丰富的蛋白质，含有多种人体必需的氨基酸，可以提高人体免疫力。

降糖吃法

黄豆最经典的吃法是制作豆浆，也可以泡发后做菜，如黄豆拌芹菜、黄豆炒雪里蕻、黄豆炖猪蹄等。还可以发成豆芽再做菜，都适合糖尿病患者食用。

营养好搭配

黄豆＋枸杞子

黄豆和枸杞子搭配可以补充人体内流失的铁元素。

黄豆的营养功效

* 黄豆中的卵磷脂有助于清除附在血管壁上的胆固醇，保护心脏。还具有防止肝脏内积存过多脂肪的作用，从而有效地预防因肥胖而引起的脂肪肝。

营养专家提醒

黄豆不可生食，其中含有胰蛋白酶抑制剂，生食易发生胀肚、呕吐、发热等中毒症状。

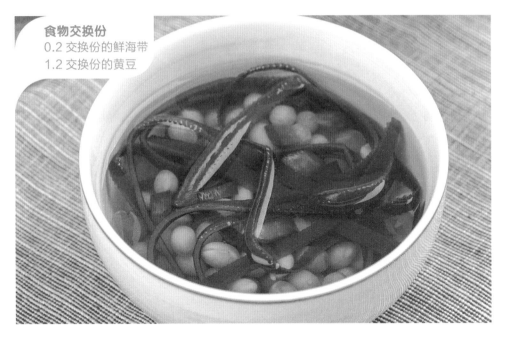

食物交换份
0.2 交换份的鲜海带
1.2 交换份的黄豆

海带黄豆汤

原料：鲜海带 100 克，黄豆 30 克，彩椒、盐各适量。

做法：

1.海带洗净、切丝；黄豆用水泡 8 小时；彩椒切丁。

2.锅内烧热水，将海带和黄豆一同放入，炖煮至黄豆熟透。

3.加彩椒丁煮 5 分钟，出锅前加盐调味即可。

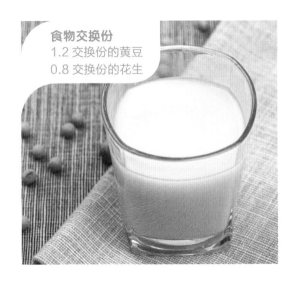

食物交换份
1.2 交换份的黄豆
0.8 交换份的花生

花生豆浆

原料：黄豆 30 克，花生仁 20 克。

做法：

1.将黄豆、花生仁洗净，用清水浸泡 4 小时。

2.将黄豆、花生仁放入料理机中，加适量清水。

3.选择"豆浆"程序即可。

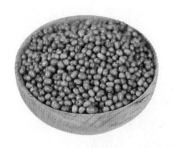

绿豆

热量：316 千卡
生糖指数：27.2 ★ ☆ ☆
降糖关键营养素：多糖

绿豆中含有一种球蛋白和多糖，能促进胆固醇在肝脏中分解成胆酸，加速胆汁中胆盐分泌并降低小肠对胆固醇的吸收，血脂高的糖尿病患者可以选择适量食用。

对并发症的益处

绿豆中的多糖成分能增强血清脂蛋白酶的活性，有助于代谢血液中的血脂，达到降血脂的功效，从而可以防治糖尿病并发冠心病和心绞痛。

降糖吃法

绿豆可与粳米、小米掺和起来制作杂粮饭，也可磨成粉后制作糕点及小吃，既增加了营养，又不使血糖增长得过快。

绿豆的营养功效

* 所含的蛋白质和磷脂具有兴奋神经、增进食欲的功能。

* 含有丰富的胰蛋白酶抑制剂，可以减少蛋白质分解，保护肾脏。

* 富含镁，有助于调节人的心脏活动，降低血压，预防心脏病。

* 其成分具有抗过敏作用，可以辅助治疗荨麻疹等过敏反应，同时对葡萄球菌有抑制作用。

营养好搭配

绿豆 + 南瓜

两者搭配具有平稳血糖的功效。

绿豆 + 芹菜

两者搭配有助于控糖降压、利水消肿。

营养专家提醒

虽然加碱可以缩短煮绿豆的时间，却会降低绿豆的营养价值，破坏其中的维生素 B_2。因此，提前泡一泡或蒸一下是最好的选择。

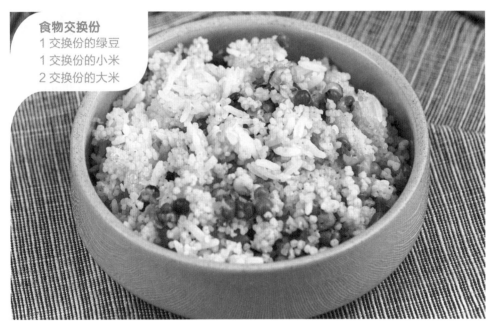

食物交换份
1 交换份的绿豆
1 交换份的小米
2 交换份的大米

绿豆小米饭 🍱 宜做便当

原料：绿豆、小米各 25 克，大米 50 克。

做法：

1.绿豆洗净，浸泡 20 分钟；小米、大米淘洗干净。

2.将绿豆、小米、大米一起放入锅中。

3.锅中加入适量水，蒸成饭即可。

绿豆莲子汤

食物交换份
1 交换份的绿豆
0.8 交换份的莲子

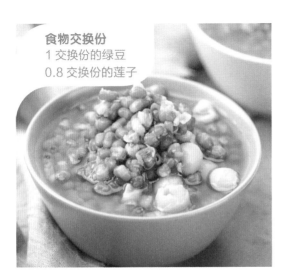

原料：绿豆 25 克，干莲子 20 克。

做法：

1.绿豆、莲子洗净，浸泡 30 分钟。

2.锅中加入适量清水，放入绿豆和莲子，大火煮开，转小火煮至绵软即可。

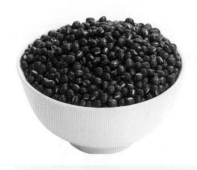

红豆

热量：324 千卡

生糖指数：23.4 ★ ☆ ☆

降糖关键营养素：皂苷、膳食纤维

红豆含有较多的皂苷，可刺激肠道，并有良好的利尿作用，对糖尿病并发冠心病和肾病、水肿有益。红豆还含有较多的膳食纤维，具有良好的润肠通便、降血压、降血脂、调节血糖的作用。

对并发症的益处

红豆有很好的通便利尿效果，对糖尿病发生水肿的患者有一定的消肿作用。此外，红豆中含亚油酸、豆固醇成分，可有效降低血清胆固醇，在一定程度上预防及辅助调整糖尿病患者的高血脂状况。

降糖吃法

红豆含有较多的淀粉，适合糖尿病患者作为主食来食用。红豆中含有较多的膳食纤维，碳水化合物的含量也低于米面等谷类。作为主食来食用，有助于防止 糖尿病患者餐后血糖过高。也可以把红豆和米面等混合食用，既提高了营养价值，也对控制血糖和体重有益。

红豆的营养功效

* 含有较多的皂苷，有很好的利尿作用。

* 丰富的膳食纤维能润肠通便。

* 富含叶酸，产妇、乳母多吃有催乳的功效。

营养好搭配

红豆 + 冬瓜

两者搭配食用利水消肿的作用更好，尤其是对糖尿病引起的水肿效果更佳。

红豆 + 薏米

红豆和薏米都具有利水消肿的功效，两者搭配，利水消肿的效果会更明显，用于肾炎水肿的辅助食疗效果很好。

营养专家提醒

中药中有一味红豆，也叫相思子，与红豆外形相似，误食会引起中毒，因此在食用时切不可混淆。

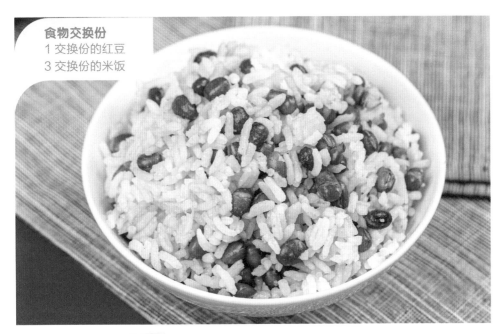

食物交换份
1 交换份的红豆
3 交换份的米饭

红豆饭 宜做便当

原料: 大米 75 克,红豆 25 克。

做法:

1.大米淘洗干净;红豆洗净,浸泡 2 小时。

2.大米和浸泡好的红豆倒入电饭锅中,加适量清水,盖上锅盖,按下"蒸饭"键,蒸至电饭锅提示米饭蒸好即可。

食物交换份
2 交换份的红豆
2 交换份的花生

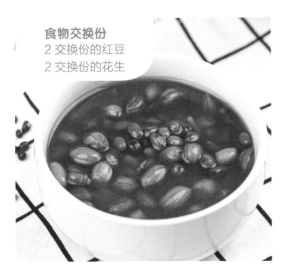

花生红豆汤

原料: 红豆、红衣花生仁各 50 克。

做法:

1.红豆、花生仁分别洗净。

2.将红豆、花生仁放入锅中,加水,大火烧开后,改小火熬煮 30 分钟即可。

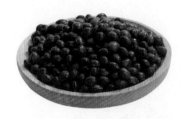

黑豆

热量：400 千卡

生糖指数：20 ★ ☆ ☆

降糖关键营养素：豆固醇、膳食纤维

黑豆含有丰富的膳食纤维，尤其是可溶性膳食纤维，能延缓糖类的吸收，故有降低血糖的功效。此外黑豆中所含的植物性固醇，可与动物性食物中的胆固醇相互竞争吸收，能降低胆固醇在血液中的含量。

对并发症的益处

可补充植物蛋白质，平衡体内植物蛋白质和动物蛋白质比例，降低血脂水平，对糖尿病并发高脂血症有一定的预防作用。

降糖吃法

黑豆与富含维生素 C 的橙子、西柚搭配在一起吃，可避免黑豆中的植酸妨碍身体对其他矿物质，如锌和铁的吸收。

黑豆的营养功效

＊黑豆中的微量元素含量很高，可延缓人体衰老、降低血液黏稠度等。

＊常食黑豆不仅可以美容护发，还可以防止大脑老化迟钝。

＊黑豆的油脂中主要是不饱和脂肪酸，它可促进血液中胆固醇的代谢。

＊含维生素 E，具有防止氧化、清除体内自由基的作用，增强机体活力。

营养好搭配

黑豆＋菠菜

黑豆生糖指数低，菠菜中含有的膳食纤维可以减缓糖分和脂类物质的吸收，两者搭配可减缓餐后血糖的升高，同时可补血。

黑豆＋黄瓜

黑豆含有花青素、异黄酮等，与黄瓜搭配可降糖、美容。

营养专家提醒

黑豆不适宜多吃，尤其是肠胃不好的人吃多了黑豆后会出现胀气现象。

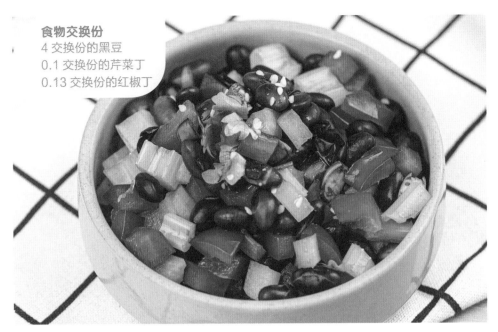

食物交换份
4 交换份的黑豆
0.1 交换份的芹菜丁
0.13 交换份的红椒丁

凉拌黑豆 宜做便当

原料：黑豆 100 克，芹菜丁、红椒丁各 50 克、盐、香油各适量。

做法：

1.黑豆洗净，用清水浸泡 8 小时；芹菜、红椒切丁备用。

2.芹菜焯水，黑豆煮熟捞出，放凉。

3.将黑豆、芹菜丁、红椒丁放入大碗中，加盐、香油拌匀即可。

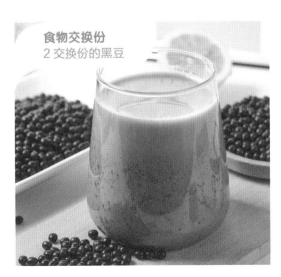

食物交换份
2 交换份的黑豆

黑豆豆浆

原料：黑豆 50 克。

做法：

1.黑豆洗净，浸泡 4 小时。

2.将黑豆加适量清水放入料理机中，启动"豆浆"程序即可。

专题：糖尿病患者要少吃的主食

方便面

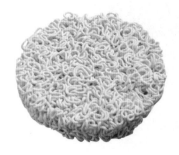

　　大部分方便面为油炸面，由于方便面中含有大量淀粉和植物油，热量较高，脂肪含量也较高。

　　对于糖尿病患者来说，经常食用方便面还可能导致营养不均衡，缺乏维生素。由于摄入热量较高，脂肪摄入超标，也容易导致肥胖、高脂血症。

白面包

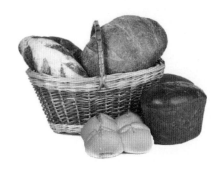

　　市售白面包的配料表中，白砂糖排在较前的位置，这说明白砂糖的用量不少。从制作工艺来说，面粉添加了白砂糖，发酵起来才更快更好。加上用来制作白面包的都是精白面粉，其生糖指数比全麦面粉高许多。面粉经过发酵后，也更容易消化吸收，因而白面包也是一种较易引起餐后血糖升高的食物。

月饼

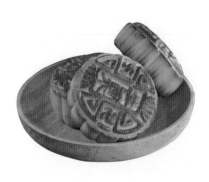

　　一些"无糖月饼"中利用麦芽糖或者果糖代替原来的白糖和蔗糖，但实际上这些替代糖在被人体吸收后仍然会转变成葡萄糖。有的"无糖月饼"为了提升甜味，使用了阿斯巴甜、木糖醇、甜蜜素等甜味剂，这些甜味剂本身不产生糖，但因为月饼本身含有的淀粉、油脂、高热量的月饼馅，所以吃下后，在体内仍然会转化为葡萄糖，这种月饼对糖尿病患者同样有危害。

油条

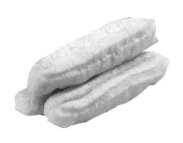

油条热量较高，且主要成分为淀粉，多吃不利于血糖的控制；同时，油条在制作的过程中会加入很多油脂，常吃、多吃不仅会使血糖升高，还易引发心血管并发症。油条在连续高温中炸煎制成，含有十多种非挥发性有害物质，长期过量食用有害健康。

饼干

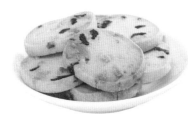

虽然糖尿病患者可以适当吃一些无糖饼干，但也不能过量食用。因为大部分饼干含有高油脂、淀粉、糊精、麦芽糖浆、葡萄糖浆、果葡糖浆等，在升高血糖方面与面包、馒头等不相上下。吃过多的饼干对身体健康没有益处，糖尿病患者更应尽量少吃。

蛋糕

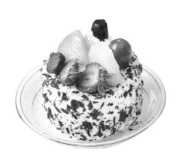

市售蛋糕中的奶油绝大多数是植物奶油，植物奶油是以大豆等植物油和水、盐、奶粉等加工而成的，也叫人造奶油，它在体内代谢速度慢，会增加血液黏稠度，促进血栓形成，又可促进动脉硬化，还能增加2型糖尿病的发病率。

元宵

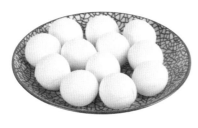

元宵是以糯米为主要原料，加上芝麻、糖等馅料制成的，4个芝麻元宵的热量就相当于1碗饭的热量。而"无糖元宵"只是说元宵里面不含蔗糖，而元宵的外皮是用糯米粉做的，经人体吸收后依然会转化成葡萄糖。

蔬菜及菌藻类食物

芦笋

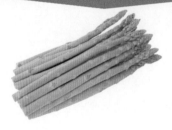

热量：92 千卡

生糖指数：< 15 ★ ☆ ☆

降糖关键营养素：钾、胡萝卜素

芦笋中含有丰富的钾元素，常食对心脏有益。芦笋还含有丰富的胡萝卜素，常食对糖尿病患者的眼睛有好处。芦笋中的维生素 C 及甘露聚糖、胆碱等，有利于维护毛细血管的形态、弹性和生理功能，可保护糖尿病患者的心脑血管健康。

对并发症的益处

芦笋含有较高的膳食纤维、B 族维生素、胡萝卜素以及叶酸、硒、铁、锰、锌等微量元素。氨基酸的含量也高于一般蔬菜。常食对于预防血脂升高有一定帮助。

这些营养元素对防治心脑血管疾病、癌症有效，对人体保健很有价值。

★ 对于孕妇来说，芦笋的叶酸含量较多，经常食用芦笋有助于胎儿神经管发育。

降糖吃法

可将鲜芦笋煮熟，再捣烂成泥状，置冰箱内贮存，每日吃 2 次，每次 2~4 汤匙，这是控制血糖水平比较有效的吃法。也可以将芦笋配合其他荤、素菜，经煮、炖等做成清淡的菜肴。

营养好搭配

芦笋 + 苦瓜

开胃促食、利尿消肿。

芦笋 + 鸡肉

具有瘦身、补充蛋白质的作用。

芦笋的营养功效

★ 芦笋所含的天门冬酰胺能增强机体的免疫力。

★ 含丰富的膳食纤维，能促进肠胃蠕动，帮助消化，增进食欲。

★ 富含芦丁、芦笋皂苷等营养元素，

营养专家提醒

芦笋中嘌呤含量在蔬菜中相对较高，虽然植物性食物中的嘌呤对于血尿酸的影响不大，但痛风急性发作期还是尽量少选用芦笋。

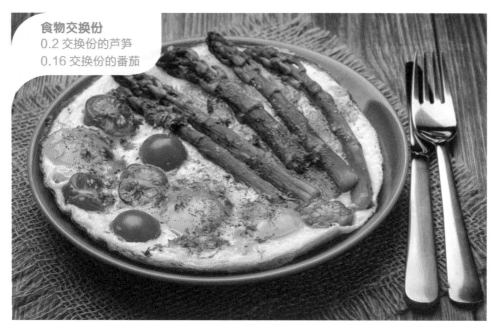

食物交换份
0.2 交换份的芦笋
0.16 交换份的番茄

芦笋番茄鸡蛋饼 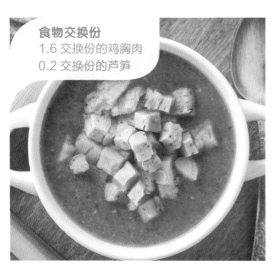 宜做便当

原料：芦笋 100 克，小番茄 80 克，鸡蛋 1 个，盐适量。

做法：

1.芦笋、小番茄洗净、切好，鸡蛋磕入碗中，加入盐，打散备用。

2.将芦笋和小番茄装入盘子，沿盘边缓缓倒入蛋液。

3.将盘子放入微波炉，加热至凝固熟透即可。

食物交换份
1.6 交换份的鸡胸肉
0.2 交换份的芦笋

鸡肉芦笋汤

原料：鸡胸肉 80 克，芦笋 100 克，牛奶 100 克，盐适量。

做法：

1.芦笋用料理机打碎，鸡胸肉煎熟，加盐调味，切块，放入汤碗中备用。

2.将芦笋放入锅内，加入牛奶煮熟，出锅后倒入鸡胸肉中即可。

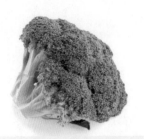

西蓝花

热量：39 千卡

生糖指数：< 15 ★ ☆ ☆

降糖关键营养素：维生素 C、铬、维生素 K

西蓝花中含有丰富的铬，能帮助糖尿病患者提高胰岛素的敏感性。西蓝花中的维生素 K 可以维护血管的韧性，使其不易破裂。西蓝花中的维生素 C 含量也很高，能提高人体免疫力，促进肝脏解毒。

对并发症的益处

西蓝花中含有丰富的维生素 C、锌和膳食纤维，对改善肾小球功能、降低血压、控制血糖有一定效果。

降糖吃法

西蓝花凉拌、清炒、做快汤都是很好的选择，这样避免了长时间高温加热过程中的营养损失，对健康更为有利，而且口感也很爽脆。

西蓝花的营养功效

* 含有的硫葡萄糖苷可以减少乳腺癌、直肠癌及胃癌等癌症的发病率。

* 含有丰富的维生素 C，能增强肝脏的解毒能力，提高机体免疫力。

* 含有元素硒，有助于预防高血压、心脏病等。

* 含有维生素 K，能维护血管的韧性，使其不易破裂。

* 含有类黄酮，这是最好的血管清洁剂，可降血脂。

* 含水量高达 90% 以上，而热量较低，对于希望减肥的人来说，它既可以填饱肚子，又不会使人发胖。

营养好搭配

西蓝花 + 虾仁

健脑益智，提高抵抗力。

西蓝花 + 香菇

二者所含的维生素 C 有助于维持胰岛素的功能，促进对葡萄糖的利用。

营养专家提醒

西蓝花茎梗的外皮削掉以后，里面的嫩茎可以做成凉拌菜，营养也很丰富。

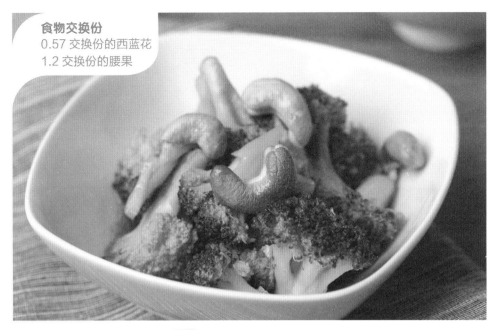

食物交换份
0.57 交换份的西蓝花
1.2 交换份的腰果

腰果西蓝花 🍱宜做便当

原料：西蓝花 200 克，腰果 30 克，盐适量。

做法：

1.将西蓝花洗净、切块。

2.锅内加水烧开，放入西蓝花焯熟，捞出备用。

3.将腰果和西蓝花拌匀，加盐调味即可。

食物交换份
0.57 交换份的西蓝花
0.6 交换份的虾仁

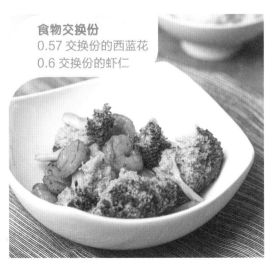

西蓝花炒虾仁 🍱宜做便当

原料：西蓝花 200 克，虾仁 50 克，蒜末、生抽、油各适量。

做法：

1.西蓝花掰小朵洗净，沸水焯烫；虾仁去虾线，沸水焯烫。

2.炒锅上火，倒油烧热，放入蒜末爆香，加入虾仁翻炒。

3.倒入西蓝花大火爆炒，加生抽调味即可。

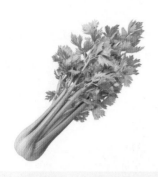

芹菜

热量：17 千卡

生糖指数：＜ 15　★ ☆ ☆

降糖关键营养素：膳食纤维

芹菜是一种富含膳食纤维的蔬菜，膳食纤维能够减缓人体消化道对碳水化合物的分解和吸收，改善糖代谢，使血糖逐渐下降，从而有利于稳定血糖。

对并发症的益处

香芹含有一定量的降压成分，对糖尿病患者并发高血压有一定的辅助食疗效果。

降糖吃法

芹菜中含有挥发性的芹菜油，不宜久炒，凉拌或做馅可以更好保留芹菜的营养。芹菜叶比茎营养更丰富。

芹菜的营养功效

* 丰富的膳食纤维可抑制肠内细菌产生致癌物质，有效防癌。

* 含有挥发性的芳香油，对增进食欲、帮助消化、吸收都大有好处。

* 含有药效成分的芹菜苷、佛手苷内酯和挥发油，具有降血压、降血脂、预防动脉粥样硬化的作用。

* 含铁量较高，能够帮助补充人体合成血小板所需的铁元素，适合缺铁性贫血人群食用。

* 含有丰富的多种维生素和磷、铁、钙等矿物质，此外还有蛋白质、甘露醇等成分，具有降血压、降血脂的作用。

* 对神经衰弱、月经失调、痛风、肌肉痉挛也有一定的辅助食疗作用。

营养好搭配

芹菜 + 腐竹

有助于减轻动脉粥样硬化的症状。

芹菜 + 番茄

具有健胃消食、降血压的作用。

营养专家提醒

芹菜叶中所含的胡萝卜素和维生素C 比茎多，因此不要把能吃的嫩叶扔掉。

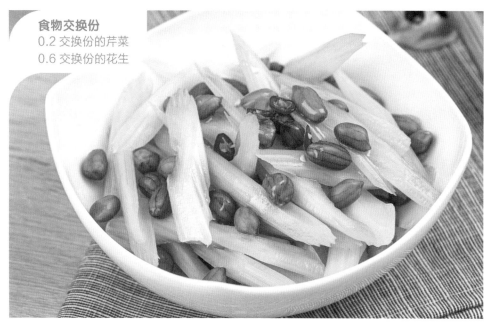

食物交换份
0.2 交换份的芹菜
0.6 交换份的花生

芹菜拌花生 🍱宜做便当

原料： 芹菜 100 克，花生仁 15 克，香油、盐各适量。

做法：

1.花生仁洗净，加适量水煮熟。

2.芹菜洗净，切成小段，放入开水中焯熟。

3.将花生仁、芹菜段放入大碗中，加香油、盐拌匀即可。

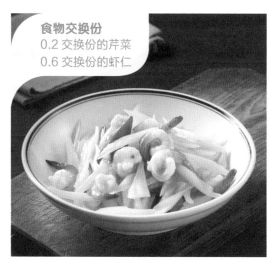

食物交换份
0.2 交换份的芹菜
0.6 交换份的虾仁

芹菜虾仁 🍱宜做便当

原料： 芹菜 100 克，虾仁 50 克，葱、姜、盐、油各适量。

做法：

1.芹菜洗净、切段，开水焯烫。

2.葱、姜切末；油锅烧热，放入葱末、姜末炝锅；放入芹菜段、虾仁，煸炒 3 分钟，出锅前加盐调味即可。

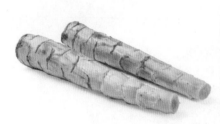

莴笋

热量：15千卡

生糖指数：＜15 ★☆☆

降糖关键营养素：烟酸、铁

莴笋中的膳食纤维较高，矿物质、维生素含量较丰富，尤其是含有较多的烟酸。烟酸是胰岛素的激活剂，可改善糖的代谢功能。

对并发症的益处

莴笋中钾离子的含量较为丰富，有利于调节体内钠的平衡，具有利尿、降血压的功效。莴笋还有增进食欲、刺激消化液分泌、促进胃肠蠕动、防治便秘等作用。

降糖吃法

经常适量食用新鲜凉拌莴笋、炒莴笋，可调节体内钠的平衡，对于糖尿病并发高血压、心脏病等患者具有促进利尿、平稳血压及预防心律失常的功效。

莴笋的营养功效

*含有较多膳食纤维，有减少脂肪吸收和通便的作用。

*莴笋中的烟酸是人体中一些重要酶的组成成分，可激活胰岛素，促进糖的代谢，辅助降低血糖。

*莴笋中的芳香物质可增进食欲、刺激消化液分泌、促进胃肠蠕动等。

营养好搭配

莴笋 + 木耳

莴笋和木耳搭配，可以促进人体对木耳中所含的铁元素的吸收。

莴笋 + 蒜薹

莴笋和蒜薹搭配，适合糖尿病并发高血压的患者多选用。

营养专家提醒

莴笋叶营养价值甚高，且食用可口，弃叶不食，会降低其营养价值。

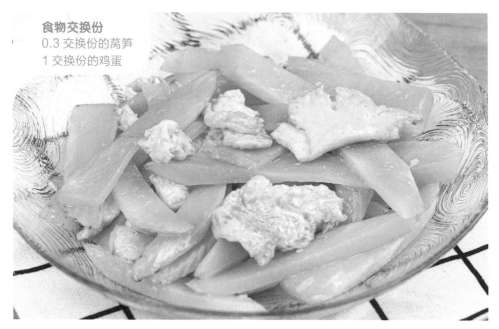

食物交换份
0.3 交换份的莴笋
1 交换份的鸡蛋

莴笋炒蛋 宜做便当

原料：莴笋 150 克，鸡蛋 1 个，盐、油各适量。

做法：

1.莴笋去皮、洗净，切成片；鸡蛋打散。

2.锅中倒油烧热，滑入鸡蛋，翻炒至鸡蛋成块，盛出。

3.锅中留少许底油烧热，放入莴笋片快速翻炒，加入炒好的鸡蛋翻炒片刻，
调入盐即可。

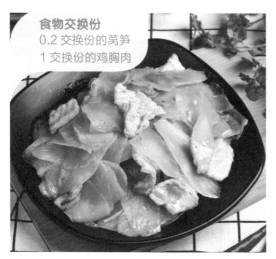

食物交换份
0.2 交换份的莴笋
1 交换份的鸡胸肉

莴笋炒肉 宜做便当

原料：莴笋 100 克，鸡胸肉 50 克，
盐、油各适量。

做法：

1.莴笋去皮，切片；鸡胸肉切片。

2.锅中倒油烧热，放入鸡肉片快
速翻炒至变色，加入莴笋片翻
炒片刻。

3.临出锅前调入盐即可。

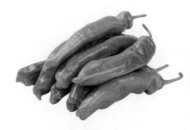

青椒

热量：23 千卡

生糖指数：< 15 ★ ☆ ☆

降糖关键营养素：膳食纤维、维生素 C

青椒中富含的可溶性膳食纤维有助于加速肠道内多余的脂肪排出，具有一定的降脂作用。青椒中还含有丰富的维生素 C，有助于改善胰岛素抵抗，抑制炎性反应。

对并发症的益处

青椒中富含维生素 C，在蔬菜中属于含维生素 C 较高的一类。维生素 C 具有抗氧化、增强抵抗力的作用，并有助于预防糖尿病所引起的周围神经受损。

降糖吃法

糖尿病患者食用青椒时，宜和滋阴、降燥、泻热的食物来搭配，比如鸭肉、虾、鲫鱼、苦瓜、丝瓜、黄瓜等。

青椒的营养功效

＊含有丰富的维生素，尤其是维生素 C，能够使体内多余的胆固醇转变为胆汁酸，从而预防胆结石。

＊含有丰富的维生素 C、胡萝卜素等抗氧化物质，能够帮助清除体内的有害自由基，起到提高免疫力的作用，预防癌症及其他慢性疾病。

＊对牙龈出血、贫血、血管脆弱有辅助食疗作用。

营养好搭配

青椒 + 鸡蛋

青椒含有丰富的维生素 C，但易被氧化；鸡蛋中所含的维生素 E 可防止维生素 C 氧化。二者同食，有利于维生素 C 的吸收和利用。

青椒 + 牛肉

青椒中的维生素 C 会使牛肉中的铁更容易被人体吸收，所含的膳食纤维也会使牛肉中的胆固醇被更多地排出体外。

营养专家提醒

青椒中的维生素 C 含量较高，但维生素 C 遇热易于分解。如果想保证尽量多的摄入维生素 C，可以多采用凉拌的方法来食用青椒。

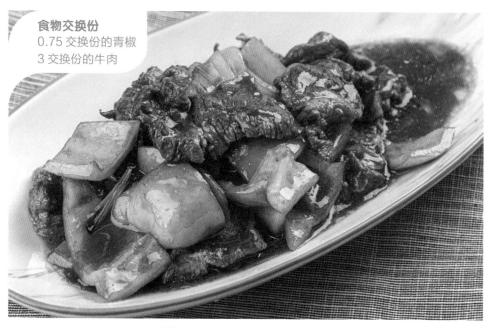

食物交换份
0.75 交换份的青椒
3 交换份的牛肉

青椒牛肉 宜做便当

原料： 青椒 300 克，牛肉 150 克，葱花、酱油、料酒、盐、清汤、油各适量。

做法：

1.牛肉洗净，切片，沸水焯熟，备用。

2.青椒去蒂和子，洗净，切成片，放入沸水锅中焯烫后捞出。

3.锅中倒油烧至五成热，放入葱花略炒，加牛肉片、料酒、酱油、盐及少许清汤，小火烧透入味，再放入青椒炒匀即可。

食物交换份
0.25 交换份的青椒
1 交换份的土豆

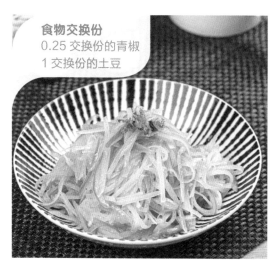

青椒土豆丝 宜做便当

原料： 青椒、土豆各 100 克，盐、葱丝、醋、油各适量。

做法：

1.青椒洗净、切丝；土豆去皮、切丝，放入清水中冲洗，洗去淀粉。

2.锅中倒油烧热，放入葱丝爆香，放入土豆丝翻炒，调入少许醋。放入青椒丝翻炒至熟，调入盐即可。

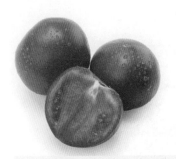

番茄

热量：16 千卡

生糖指数：< 15 ★ ☆ ☆

降糖关键营养素：维生素 C、番茄红素

番茄中丰富的维生素 C 可以帮助糖尿病患者预防牙龈萎缩、出血，还可促进肠道对铁的吸收，提高肝脏对铁的利用率，有助于治疗缺铁性贫血。番茄中的番茄红素有独特的抗氧化能力，可以清除自由基，保护健康细胞。

对并发症的益处

番茄中所含的番茄红素有消炎利尿作用，对糖尿病患者并发肾脏疾病有一定益处。

降糖吃法

番茄榨汁饮用适合糖尿病患者用来代替果汁。番茄炒鸡蛋或者和其他食材一起炖着吃，都可以最大限度发挥番茄红素的作用。

番茄的营养功效

* 含有的膳食纤维有促进肠胃蠕动、缓解便秘的功效，并且膳食纤维还有降低血清胆固醇的功效。

* 含有丰富的钾元素，钾的作用主要就是可增加尿中钠的排出，有助于降低血压。

* 含有的番茄红素有抗癌、消炎、预防心血管疾病的作用。

* 番茄红素可以抵抗衰老，增强免疫系统，减少疾病的发生。

* 含有的果酸能降低血中胆固醇的含量，对高脂血症亦有益处。

营养好搭配

番茄 + 丝瓜

具有预防便秘、调理肠胃的功效。

番茄 + 鸡蛋

营养互补，有益于糖尿病患者控制血糖。

营养专家提醒

服用肝素、双香豆素等抗凝血药物时要避免吃番茄。不要食用未成熟的番茄，因为含有生物碱，易导致中毒。

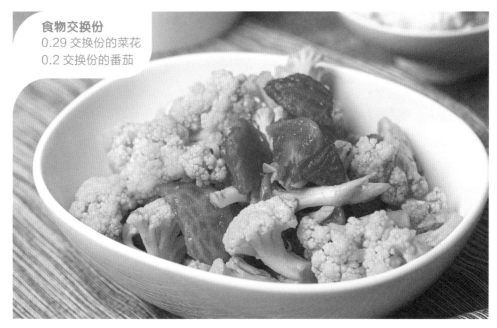

食物交换份
0.29 交换份的菜花
0.2 交换份的番茄

番茄炒菜花 宜做便当

原料： 菜花、番茄各 100 克，葱段、姜片、盐、油各适量。

做法：

1.菜花洗净，掰成小朵，放入沸水焯烫 2 分钟，捞出沥干；番茄洗净，切块。

2.锅内倒油烧热，下入葱段、姜片爆香，放入番茄翻炒至番茄块软烂，析出汤汁。

3.再下入菜花继续翻炒至熟透，加适量盐调味即可。

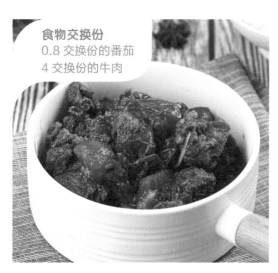

食物交换份
0.8 交换份的番茄
4 交换份的牛肉

番茄炖牛腩 宜做便当

原料： 番茄 400 克，牛腩 200 克，洋葱 50 克，盐适量。

做法：

1.牛腩切块，开水焯烫，除去血水；番茄、洋葱洗净，切块。

2.将所有材料放入锅中，加水，大火煮开后转小火继续煲 1 小时。

3.出锅前加盐调味即可。

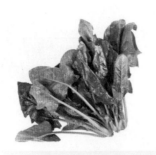

菠菜

热量：28 千卡

生糖指数：< 15 ★ ☆ ☆

降糖关键营养素：膳食纤维、胡萝卜素

菠菜中的可溶性膳食纤维能在肠内吸收大量水分，促进肠内有毒物质的排出。此外，菠菜所含的胡萝卜素在人体内可转变成维生素 A，可保护视力，增强免疫力。

对并发症的益处

菠菜叶中含有类胰岛素物质，糖尿病尤其是 2 型糖尿病患者常吃菠菜，有助于使体内血糖保持稳定。

胡萝卜素可防止太阳光所引起的视网膜损害，每周吃 2~4 次菠菜，能减低视网膜退化的风险。

降糖吃法

菠菜拌着吃，可以减少油的用量，对于需要控制体重的糖尿病患者非常合适。

菠菜的营养功效

★ 所含的抗氧化物质，具有抗衰老，促进细胞增殖，激活大脑功能，增加大脑活力的作用。

★ 含有叶酸，孕妇多吃菠菜有利于胎儿神经管的发育。孕妇在怀孕期间需要补充叶酸，菠菜就是良好的来源。

★ 含有丰富的铬元素，能调节血糖，使之保持平稳状态。

★ 富含胡萝卜素，可有效保护视力。

营养好搭配

菠菜 + 鸡蛋

二者搭配，有助于预防脑卒中。

菠菜 + 海带

二者搭配不仅低热量，且含有丰富的膳食纤维，有助于平稳血糖。

营养专家提醒

菠菜含草酸较高，易与钙结合，形成草酸钙排出体外，影响人体对钙的吸收。应焯烫后食用，可降低其中的草酸含量。

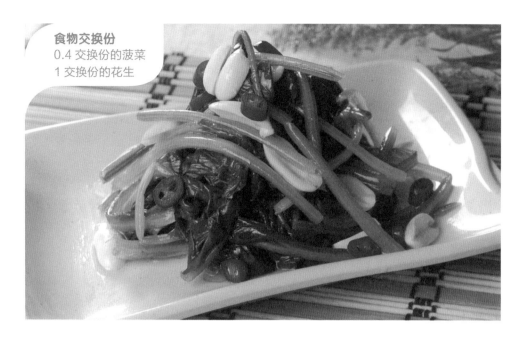

食物交换份
0.4 交换份的菠菜
1 交换份的花生

果仁菠菜

原料： 菠菜 200 克，花生仁 25 克，陈醋、香油、盐各适量，红辣椒圈少许。

做法：

1. 将菠菜焯烫至软，捞出，挤干水分。

2. 将菠菜、花生仁放入盘中。

3. 将陈醋、香油、盐、红辣椒圈调成调味汁，淋入盘中，搅拌均匀即可。

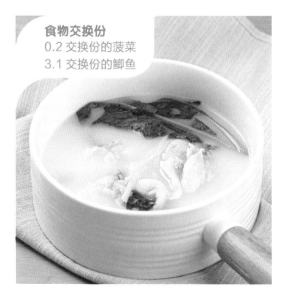

食物交换份
0.2 交换份的菠菜
3.1 交换份的鲫鱼

菠菜鱼片汤

原料： 菠菜 100 克，鲫鱼 250 克，葱段、姜片、料酒、盐、油各适量。

做法：

1. 菠菜洗净，开水焯烫；鲫鱼洗净切片，加盐、料酒腌一下。

2. 油锅烧热时放葱段、姜片炒香，放鱼片略煎，加水煮沸。

3. 小火焖 20 分钟后放入菠菜，略煮即可。

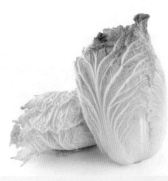

白菜

热量：19 千卡

生糖指数：23　★ ☆ ☆

降糖关键营养素：维生素 C、锌

白菜含有较为丰富的维生素，能够清除糖尿病患者糖代谢过程中产生的自由基。白菜中的锌可促进人体对钙的吸收，减少钙的流失，预防糖尿病患者骨质疏松。

对并发症的益处

白菜热量低，膳食纤维含量丰富，可延缓餐后血糖上升，不会引起血糖剧烈变化。白菜还可以调节体内脂肪代谢、抑制胆固醇在血管内壁的沉积，对于糖尿病及其并发症也很有益处。

降糖吃法

糖尿病患者食用白菜时可以炒、烩、凉拌等，但无论怎么食用，尽量不要挤掉菜汁，以免营养成分流失。

白菜的营养功效

★ 含有大量的膳食纤维，食用后可以促进肠道蠕动，帮助消化，防止大便干燥。

★ 含有钾元素，可有效缓解机体疲劳，提高身体活力，还能够缓解精神紧张，促进新陈代谢，补充体力。

★ 富含维生素 C，常吃可以有效预防坏血病，还可排毒养颜，增强机体抵抗力。

营养好搭配

白菜＋豆腐

豆腐富含蛋白质和钙，而大白菜含有较多的膳食纤维、维生素和钾、镁等元素。二者搭配在营养上能够取长补短。

白菜＋番茄

白菜和番茄都具有丰富的维生素和膳食纤维，二者搭配更有助于稳定血糖。

营养专家提醒

白菜一旦做熟了就不要隔天食用，否则白菜中的亚硝酸盐会大大增加，这是一种致癌物。

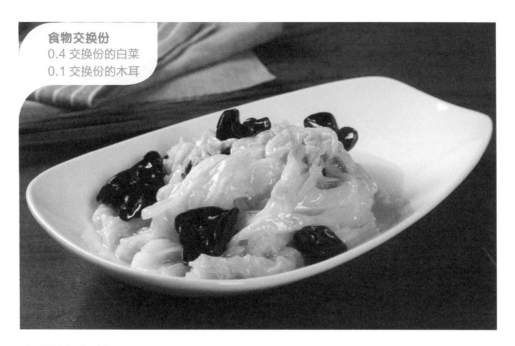

食物交换份
0.4 交换份的白菜
0.1 交换份的木耳

木耳炒白菜

原料：泡发木耳50克，大白菜200克，盐、葱花、油各适量。

做法：

1.木耳洗净，撕成小朵；白菜洗净，切片。

2.锅中放油烧热后，放入葱花爆香，倒入白菜片煸炒至六分熟。

3.放入木耳继续翻炒，加盐炒拌均匀即可。

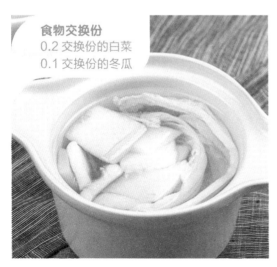

食物交换份
0.2 交换份的白菜
0.1 交换份的冬瓜

冬瓜白菜汤

原料：白菜100克，冬瓜50克，盐适量。

做法：

1.白菜洗净，切段；冬瓜去皮，切块。

2.锅中放水，放入冬瓜、白菜，大火煮开后，加盐调味即可。

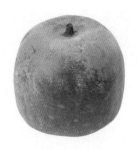

冬瓜

热量：12 千卡

生糖指数：< 15 ★ ☆ ☆

降糖关键营养素：维生素 C、葫芦巴碱

冬瓜含钠量低而含钾量高，并含维生素 C，能量很低且有利尿作用，是糖尿病患者理想的食物。冬瓜还含有葫芦巴碱和丙醇二酸，前者有促进人体新陈代谢的作用，后者能阻止体内脂肪堆积，有效阻止糖类转化为脂肪。

对并发症的益处

冬瓜可以润肠通便，对便秘有辅助食疗的作用。冬瓜中的丙醇二酸对预防血脂高及由此导致的高血压等疾病有利。

降糖吃法

冬瓜皮也对控制血糖有好处，坚持饮服冬瓜皮汤 3~6 个月，对糖尿病及其并发症有良好的食疗作用。

冬瓜的营养功效

* 含有较多葫芦巴碱，能促进人体的新陈代谢，抑制体内的糖分转化为脂肪。

* 含有大量的膳食纤维，食用后能促进粪便的排出，减少机体对脂肪的吸收，有减肥瘦身的功效。

* 钠含量低，钾含量高，对预防高血压具有很好的效果，同时还能预防动脉粥样硬化。

* 含有的维生素 C 能清除机体内部的自由基，延缓衰老。

营养好搭配

冬瓜 + 鸡肉

冬瓜有清热利尿、消肿轻身的作用，鸡肉有补中益气的功效。两者同食，对身体的补益作用很强，有瘦身、美容功效。

冬瓜 + 海米

冬瓜含有维生素 K，海米含有钙，两者同食，可以强化人体对钙的吸收，帮助骨骼成长。

营养专家提醒

冬瓜性寒，搭配羊肉食用，或加葱姜蒜等温性配料，能够起到暖胃的功效。

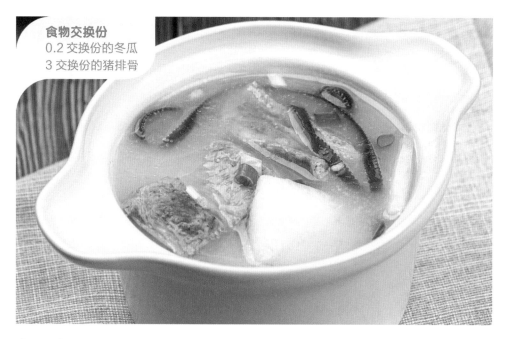

食物交换份
0.2 交换份的冬瓜
3 交换份的猪排骨

冬瓜海带排骨汤

原料：冬瓜 100 克，猪排骨 150 克，海带、小葱、姜片、盐各适量。

做法：

1.海带切成丝；冬瓜洗净、切成块；猪排骨切块；小葱洗净，切成葱花。

2.将猪排骨块放入开水中焯烫一下，捞出。

3.将海带丝、猪排骨块、冬瓜块、姜片一起放入锅里，加清水，用大火烧开，转小火煲熟，出锅前撒上小葱，加盐调味即可。

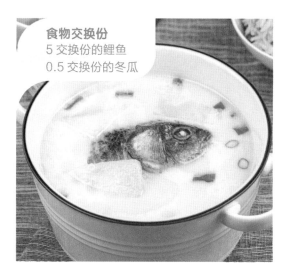

食物交换份
5 交换份的鲤鱼
0.5 交换份的冬瓜

鲤鱼冬瓜汤

原料：鲤鱼 400 克，冬瓜 250 克，葱段、盐各适量。

做法：

1.鲤鱼收拾干净；冬瓜洗净，切成片。

2.将鲤鱼、冬瓜片、葱段一同放入锅中，加水，大火烧开，转小火炖 20 分钟，出锅前加盐调味即可。

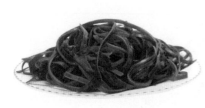

海带

热量：13 千卡

生糖指数：< 15　★ ☆ ☆

降糖关键营养素：碘

> 可促进胰岛素及肾上腺皮质激素的分泌，提高脂蛋白酶的活性，促进葡萄糖和脂肪酸在肝脏、脂肪、肌肉组织内的代谢和利用，从而发挥其辅助降血糖、降血脂作用，并能辅助降血压、抗动脉硬化。

对并发症的益处

海带中含有一种多不饱和脂肪酸 EPA，能使血液的黏稠度降低，减少血管硬化，常吃海带能够预防心血管方面的疾病。

降糖吃法

海带和豆腐搭配，能延缓胃排空和食物通过小肠的时间。因此，即使在胰岛素分泌量减少的情况下，血糖含量也不容易超标。

海带的营养功效

＊富含碘，可防治缺碘性甲状腺肿大。

＊含有膳食纤维,而且热量很低，有利于减肥。

＊含有大量的甘露醇，有利水消肿的作用。

＊所含钾、钙元素可降低人体对胆固醇的吸收，降低血压。

＊含有淀粉硫酸酯，具有降血脂的作用。

营养好搭配

海带 + 豆腐

豆腐中的皂角苷可促进碘排泄，如果格外偏爱吃豆腐，可以将豆腐与海带等富含碘的食物一起吃，以免引起碘缺乏。

海带 + 生菜

海带中铁元素的含量丰富，生菜中的维生素 C 可以促进人体对铁元素的吸收利用，尤其适合贫血者食用。

营养专家提醒

吃海带后不要马上喝浓茶、吃酸涩的水果,否则会阻碍体内铁的吸收。

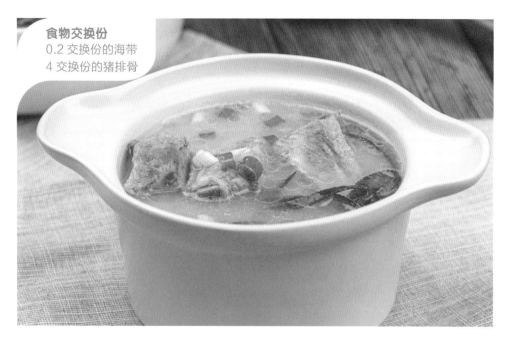

食物交换份
0.2 交换份的海带
4 交换份的猪排骨

海带排骨汤

原料：海带 100 克，猪排骨 200 克，枸杞子、葱花、盐各适量。

做法：

1.将海带洗净，切成长条；猪排骨洗净。

2.猪排骨冷水入锅，烧开后煮 5 分钟，捞出，冲掉血沫。

3.将海带、猪排骨、枸杞子一并放入砂锅中，加适量水，小火煮至烂熟，出锅前加盐调味，撒上葱花即可。

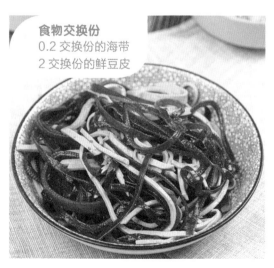

食物交换份
0.2 交换份的海带
2 交换份的鲜豆皮

海带炒干丝 宜做便当

原料：海带、鲜豆皮各 100 克，油、盐各适量。

做法：

1.海带切成丝；鲜豆皮切细丝。

2.锅中倒油烧热，先入豆皮丝翻炒，再放入海带丝，加盐、水，煮开 10 分钟后，转小火再煮 10 分钟即可。

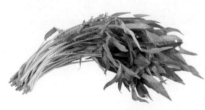

空心菜

热量：23 千卡

生糖指数：< 15 ★ ☆ ☆

降糖关键营养素：维生素 C、膳食纤维

空心菜中所富含的维生素 C 能够有效降低胆固醇，促进人体血液循环，还能提高机体免疫力。空心菜中含有的木质素可以提高巨噬细胞吞食细菌的能力，达到杀菌消炎的效果。

对并发症的益处

空心菜中含有胰岛素样成分，对于糖尿病患者控制血糖有益处。空心菜中的膳食纤维含量较高，可促进肠胃蠕动，缓解糖尿病患者的便秘症状。

降糖吃法

炒空心菜时宜加点蒜，蒜所含有营养物质有降血脂及预防冠心病和动脉硬化的作用，并可防止血栓的形成，对预防糖尿病并发心血管疾病有帮助。

空心菜的营养功效

* 含有丰富的维生素 C，维生素 C 能促进骨胶原的合成，对于组织的创伤愈合有很大的帮助。

* 含有丰富的维生素 B_2，食用空心菜能预防治疗由于维生素 B_2 的缺乏引起的口角炎、舌炎、鼻脸部的脂溢性皮炎等，以及眼角膜发红、充血。

* 含有丰富的叶绿素，可促进造血、解毒消炎、增强机体免疫力等。

营养好搭配

空心菜 + 大蒜

空心菜和大蒜搭配，富含膳食纤维及硒等营养素，能辅助调控血糖。

空心菜 + 青椒

具有降压、解毒、消肿的作用。

营养专家提醒

空心菜捣成汁后，外用可起到消肿、去毒火的作用。

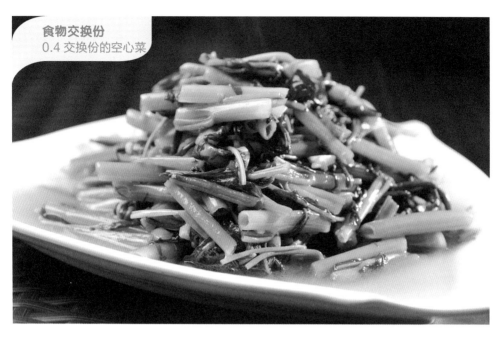

食物交换份
0.4 交换份的空心菜

蒜末空心菜

原料：空心菜 200 克，盐、蒜末、油各适量。

做法：

1.空心菜去老根，洗净，切段。

2.锅中倒油烧热，放入空心菜快速翻炒。

3.出锅前放入蒜末、盐炒匀即可。

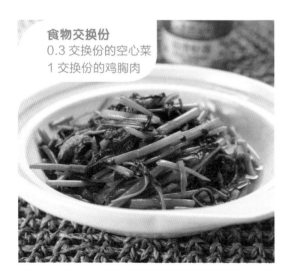

食物交换份
0.3 交换份的空心菜
1 交换份的鸡胸肉

鸡肉炒空心菜

原料：空心菜 150 克，鸡胸肉 50 克,蚝油、盐、油各适量。

做法：

1.空心菜去老根，洗净，切段；鸡胸肉切末。

2.锅中倒油烧热，放入鸡肉末快速翻炒至变色，调入少许蚝油翻炒均匀。放入空心菜段，炒至变软，调入盐即可。

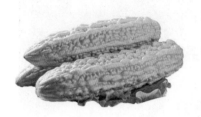

苦瓜

热量：22 千卡
生糖指数：24 ★ ☆ ☆
降糖关键营养素：多肽类物质

苦瓜中富含一种多肽类物质，从结构上看，这类物质与胰岛素相当接近，能够使血液中的葡萄糖转换为热量，从而达到降低血糖的效果。

对并发症的益处

苦瓜中含有多种降糖成分，主要为萜类、植物固醇、甾体类和多肽类等，是糖尿病患者的理想保健食物。苦瓜中的苦瓜素被誉为"脂肪杀手"，能降低血脂，对于糖尿病合并高脂血症的患者来说是非常好的食疗佳品。

降糖吃法

苦瓜炒鸡蛋、凉拌苦瓜，都是降糖的极佳吃法。

苦瓜的营养功效

＊富含维生素 C，具有预防坏血病、保护细胞膜、防止动脉粥样硬化、提高机体应激能力、保护心脏等作用。

＊含苦瓜皂苷，有降血糖、降血脂、抗肿瘤、预防骨质疏松、调节内分泌、抗氧化、抗菌，以及提高人体免疫力的功能。

营养好搭配

苦瓜 + 瘦肉

苦瓜含有丰富的维生素 C，瘦肉富含铁元素，搭配烹调，苦瓜中的维生素 C 可以促进人体对瘦肉中铁的吸收和利用。

苦瓜 + 洋葱

苦瓜中含有奎宁，可以解热；洋葱含有谷胱苷肽，能与致癌物质结合，具有解毒作用。二者搭配，可有效提高机体的免疫功能，有益健康。

营养专家提醒

不宜空腹吃苦瓜，脾胃虚寒者应慎食苦瓜。

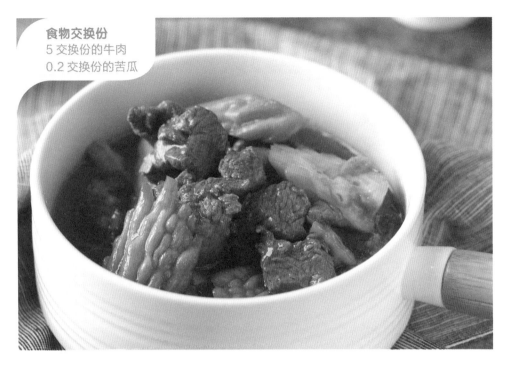

食物交换份
5 交换份的牛肉
0.2 交换份的苦瓜

苦瓜炖牛腩

原料：牛腩 250 克，苦瓜 100 克，盐、油各适量。

做法：

1.牛腩洗净、切块，入热油锅炒熟。

2.加清水漫过牛肉，炖约 1.5 小时。

3.加入苦瓜，再煮约 10 分钟，加盐调味即可。

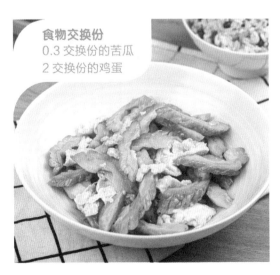

食物交换份
0.3 交换份的苦瓜
2 交换份的鸡蛋

苦瓜炒蛋 宜做便当

原料：苦瓜 150 克，鸡蛋 2 个，
　　　盐、油各适量。

做法：

1.苦瓜洗净、切片；鸡蛋打散。

2.油锅烧热,滑入鸡蛋,炒熟,盛出。

3.锅中留少许底油烧热，放入苦
　瓜翻炒 3 分钟，再倒入炒好的
　鸡蛋一起翻炒，出锅前调入盐
　即可。

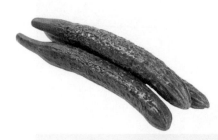

黄瓜

热量：16 千卡

生糖指数：< 15 ★ ☆ ☆

降糖关键营养素：葫芦素 C、丙醇二酸

　　黄瓜中的丙醇二酸能抑制糖类转变为脂肪，膳食纤维可以排除肠道内的腐败物质，降低胆固醇。黄瓜中的丙氨酸、精氨酸和谷胱酰胺，能防止酒精中毒，对酒精肝、肝硬化有一定辅助食疗作用。

对并发症的益处

　　黄瓜中的丙醇二酸能抑制体内糖分转化为脂肪，从而达到减重、减脂的目的，对糖尿病并发高脂血症有一定食疗功效。

降糖吃法

　　黄瓜可生食、凉拌，与番茄、丝瓜以及豆腐丝等搭配煮汤饮用，口感清新又有营养。

黄瓜的营养功效

★ 含有的葫芦素 C 具有提高人体免疫功能的作用，达到抗肿瘤目的。

★ 葫芦素 C 还可改善蛋白代谢，对慢性肝炎和迁延性肝炎有辅助治疗作用，对原发性肝癌患者有延长生存期的作用。

★ 所含的葡萄糖苷、果糖等不参与通常的糖代谢，故糖尿病患者用黄瓜来代替一部分水果，对于控制血糖能起到良好的作用。

营养好搭配

黄瓜 + 木耳

黄瓜有抑制糖类物质转变为脂肪的作用；木耳含有植物胶质，可清除体内有害物质。两者搭配可以达到减肥、排毒的效果。

黄瓜 + 大蒜

黄瓜含热量低，和大蒜一起食用，可以有效降低胆固醇，对糖尿病并发高脂血症患者有帮助。

营养专家提醒

苦黄瓜中含有较多的葫芦素。摄入过多的葫芦素对人体是有害的，所以苦黄瓜不能吃。

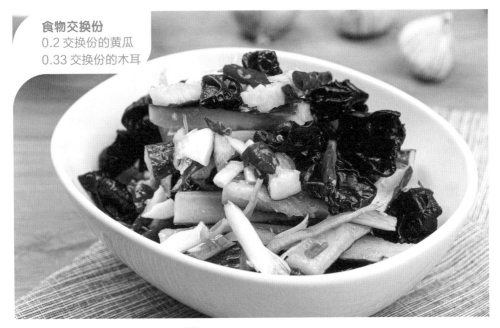

食物交换份
0.2 交换份的黄瓜
0.33 交换份的木耳

木耳拌黄瓜 宜做便当

原料：水发木耳、黄瓜各 100 克，醋、盐、蒜末、干辣椒碎各适量。

做法：

1.水发木耳洗净，开水焯透，捞出沥干；黄瓜洗净，切条。

2.取小碗，放入醋、盐、蒜末、干辣椒碎拌匀，制成调味汁。

3.取盘，放入黄瓜条和木耳，淋入调味汁拌匀即可。

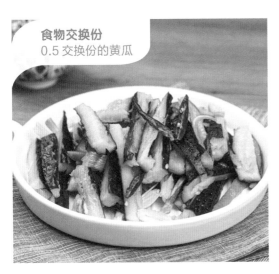

食物交换份
0.5 交换份的黄瓜

凉拌黄瓜 宜做便当

原料：黄瓜 250 克，盐、香油、蒜末、醋、香菜末各适量、干辣椒少许。

做法：

1.黄瓜洗净，用刀拍至微碎，切成块状，放到盘中。

2.加盐、蒜末、醋、香菜末、干辣椒和香油拌匀即可。

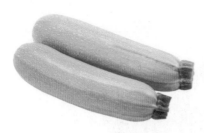

西葫芦

热量：18 千卡

生糖指数：< 23 ★ ☆ ☆

降糖关键营养素：维生素 C、生物碱

> 西葫芦中的维生素 C 含量很高，可以增强胰岛素的作用，并且对血糖有调节作用。同时，西葫芦中的生物碱也具有促进胰岛细胞分泌胰岛素的作用，有助于糖尿病患者控制血糖。

对并发症的益处

西葫芦属于低嘌呤、低钠食物，含水量达 95%，热量低，钾含量较高，对于糖尿病并发痛风、高血压的患者有比较好的食疗作用。

降糖吃法

对于糖尿病患者来说，西葫芦可荤可素、可炒菜可拌馅，多种吃法都可行，既增加营养又不会使血糖飙升。

西葫芦的营养功效

* 膳食纤维含量丰富，有很好的排毒养颜效果，常吃西葫芦能够促进肠胃蠕动，加速人体新陈代谢，起到预防治疗便秘的作用。

* 含有抗干扰素的诱生剂，能够帮助人体提高免疫力，调节新陈代谢，具有减肥、抗病毒的功效。

* 西葫芦具有清热利尿、除烦止渴、润肺止咳、消肿散结的功能。可用于水肿腹胀、烦渴、疮毒以及肾炎、肝硬化腹水等症的辅助食疗。

营养好搭配

西葫芦 + 鸡蛋

西葫芦可以补充鸡蛋中缺乏的维生素 C，使营养更加全面。

西葫芦 + 虾皮

西葫芦和虾皮搭配，不仅可以补充维生素，还可以补充钙质。

营养专家提醒

西葫芦的种子变硬了以后就不适宜食用了。

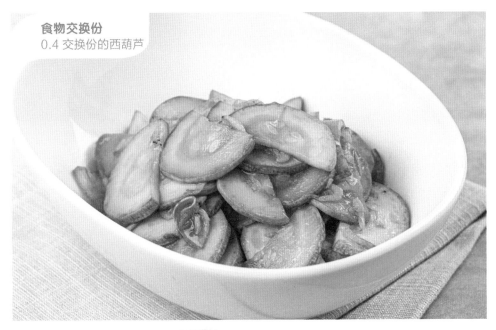

食物交换份
0.4 交换份的西葫芦

虾皮炒西葫芦 宜做便当

原料：西葫芦 200 克，虾皮 15 克，葱花、盐、油各适量。

做法：

1.西葫芦洗净、去皮、切丝；虾皮洗净，沥干。

2.锅内倒油，油热后下入西葫芦丝翻炒至八分熟。

3.再下入虾皮翻炒，加适量盐调味即可。

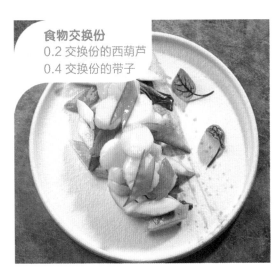

食物交换份
0.2 交换份的西葫芦
0.4 交换份的带子

西葫芦炒带子 宜做便当

原料：西葫芦 100 克，带子 60 克，荷兰豆、胡萝卜、盐、油各适量。

做法：

1.将西葫芦、荷兰豆、胡萝卜洗净切好，带子泡发备用。

2.热锅加少量油，将全部食材放入锅内翻炒 5 分钟，加盐调味即可。

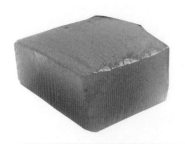

魔芋

热量：37 千卡
生糖指数：17 ★ ☆ ☆
降糖关键营养素：葡甘露聚糖、膳食纤维

> 魔芋含有的葡甘露聚糖能够延迟碳水化合物的吸收，抑制餐后血糖上升。其中含有的膳食纤维也可延缓葡萄糖和脂肪的吸收，减轻胰岛细胞的负担，防治糖尿病。

对并发症的益处

魔芋饱腹感强，可消除饥饿感，且所含热量低，适合肥胖型的糖尿病患者；其所含的膳食纤维还能促进胆固醇转化为胆酸，抑止胆固醇升高。

降糖吃法

将魔芋切小段，再进行烹调，这样魔芋容易熟且易入味，使人体更易消化和吸收其所含的营养元素，有效抑制血糖快速上升。

魔芋的营养功效

★ 魔芋中大量的水溶性膳食纤维在进入胃后可以吸收糖类，在小肠内抑制糖类吸收，可有效降低餐后血糖。

★ 葡甘露聚糖能吸附胆固醇和胆汁酸，起到良好的降脂作用，而且葡苷聚糖进入人体后，可形成半透明膜衣，附着于肠壁上，阻碍致癌物质在内的有害物质的侵袭，从而起到解毒抗癌的作用。

★ 魔芋可使人在食用后有饱腹感，从而减少对食物的摄入，有利于控制体重，达到自然减肥的效果。

营养好搭配

魔芋 + 菠菜

可排毒解毒、加快肠胃的蠕动，利于排便，帮助消化。

魔芋 + 鸡肉

可以提高人体的免疫力，增强体力，强壮身体，还具有补肾补血、益气温中等功效。

营养专家提醒

生魔芋有一定的毒性，所以吃魔芋时，必须煎煮 3 小时以上才可食用。

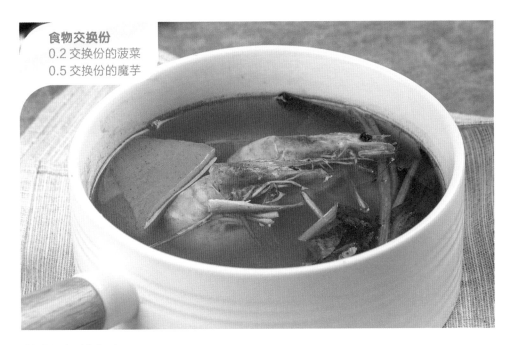

食物交换份
0.2 交换份的菠菜
0.5 交换份的魔芋

菠菜魔芋虾汤

原料：大虾 5 只，菠菜 100 克，魔芋 50 克，葱段、姜片、盐、油各适量。

做法：

1.大虾洗净、去虾线；菠菜、魔芋洗净，切段。

2.锅中放油，待油烧至五成热时，下入姜片、葱段爆香，放入大虾炒至变色。

3.加入适量清水，加入魔芋，用小火煮 20 分钟。

4.下入菠菜段再次煮沸，出锅前加盐调味即可。

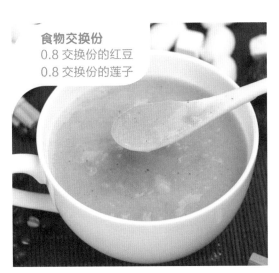

食物交换份
0.8 交换份的红豆
0.8 交换份的莲子

红豆莲子魔芋羹

原料：红豆、莲子各 20 克，魔芋 30 克。

做法：

1.红豆、莲子浸泡 30 分钟，魔芋洗净备用。

2.将所有食材放入料理机打碎，加水煮开即可。

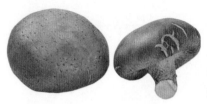

香菇

热量：26 千卡
生糖指数：18 ★ ☆ ☆
降糖关键营养素：香菇多糖

香菇中富含香菇多糖，这种物质能够调节糖代谢，从而改善糖耐量，促进人体肝糖的合成，减少其分解，达到缓解糖尿病症状的功效。

对并发症的益处

香菇中含有嘌呤、胆碱、酪氨酸、氧化酶以及某些核酸物质，能起到降血压、降胆固醇、降血脂的作用，又可预防动脉硬化、肝硬化等疾病。

降糖吃法

香菇宜荤宜素，适宜炒、煮、蒸、烧、炖、煎、炸、卤、拌等，冷热均宜。

香菇的营养功效

★ 富含 B 族维生素，可促进机体新陈代谢，有延缓衰老的作用。

★ 富含多种人体必需氨基酸，可增强人体抵抗力，并有防癌抗癌的功效。

★ 香菇中的膳食纤维能降低人体血液中胆固醇、甘油三酯的含量，有降血压、降血脂的功效。

营养好搭配

香菇 + 油菜

油菜富含膳食纤维和维生素，但缺乏蛋白质；而香菇含蛋白质，且矿物质含量丰富，两者搭配食用，营养更全面。

香菇 + 黄瓜

香菇是高钾食物，能促进人体内电解质平衡。黄瓜含果胶，对控制血糖和保健血管有效。二者搭配食用，有控制血糖的作用。

营养专家提醒

香菇中的维生素和香菇嘌呤都是水溶性的，因此不适合长时间浸泡和长时间烹煮，以免营养流失。

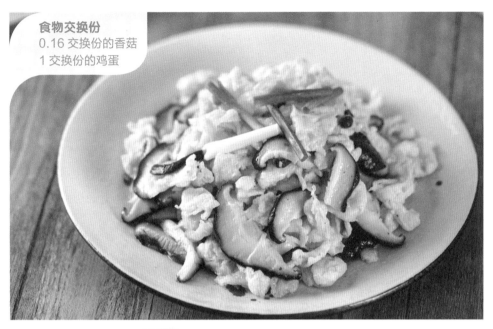

食物交换份
0.16 交换份的香菇
1 交换份的鸡蛋

香菇鸡蛋 🍱宜做便当

原料：泡发香菇 80 克，鸡蛋 1 个，香葱段、盐、油各适量。

做法：

1.香菇洗净、切块；鸡蛋打成蛋液。

2.热锅烧油，把鸡蛋炒熟盛出。

3.锅留底油烧热，放香葱段煸香，放入香菇煸炒片刻，倒入炒好的鸡蛋翻炒均匀，加盐调味即可。

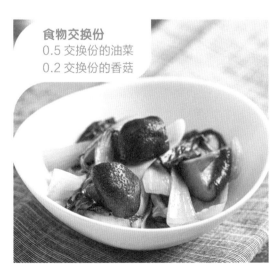

食物交换份
0.5 交换份的油菜
0.2 交换份的香菇

香菇油菜

原料：油菜 250 克，泡发香菇 100 克，盐、油各适量。

做法：

1.油菜择洗干净，切段；香菇去蒂，洗净，切块。

2.油锅烧热，先放香菇快速翻炒，待香菇变软时，放入油菜。

3.翻炒至油菜变软，调入盐即可。

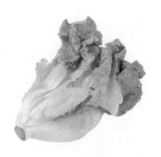

生菜

热量：16 千卡

生糖指数：＜ 15　★ ☆ ☆

降糖关键营养素：钙、磷、钾、维生素 C

生菜富含多种营养素，其中包含磷、钾、钙以及胡萝卜素和维生素 C 等，多吃生菜可以增加胰岛素的敏感性，减少胰岛素抵抗情况，进而控制餐后血糖升高。

对并发症的益处

生菜所含的膳食纤维和维生素 C，可以消除多余脂肪，有助于肥胖型糖尿病患者减轻体重。所含的莴笋素具有降低胆固醇的功效。

降糖吃法

生食生菜可以最大限度吸收其营养成分。但生食生菜时，最好选择质地更为柔嫩的圆生菜，而不是叶生菜。

生菜的营养功效

* 含有甘露醇等有效成分，有利尿和促进血液循环的作用，可以有效清除血液中的垃圾，改善高血压、高血脂等症状。

* 所含膳食纤维和维生素 C 较多，有促进肠胃蠕动，消除多余脂肪的作用，具有养胃功效。

* 含有丰富的维生素 E、胡萝卜素等成分，多吃生菜有利于缓解眼睛干涩疲劳，维持视力正常。

* 生菜能量非常低，糖尿病患者可多选用，有助于维持体重及避免餐后血糖过高。

营养好搭配

生菜 + 大蒜

大蒜具有杀菌消炎作用，还能降血脂、降血压；生菜中富含维生素 C，两者同食能够有效防止牙龈出血。

生菜 + 豆腐

清肝利胆，降脂减肥，滋阴补肾，减肥养颜。

营养专家提醒

生菜用手撕成大片，吃起来会比刀切的口感更佳，且营养素的流失也较少。

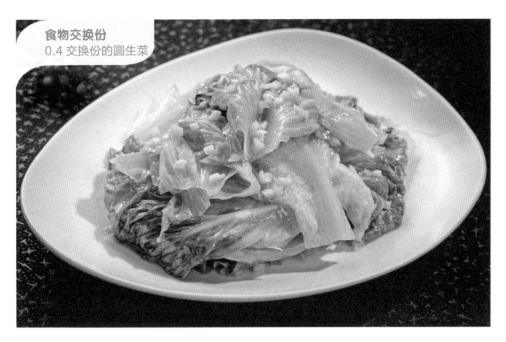

食物交换份
0.4 交换份的圆生菜

白灼生菜

原料： 圆生菜 200 克，蒜末、生抽、料酒、醋、盐、油各适量。

做法：

1.将圆生菜叶子一片片剥下，洗净，放入加了盐的沸水中焯一下。

2.将焯好的生菜放入盘中。

3.把锅烧热，倒入植物油烧至六成热，加入生抽、蒜末、料酒、醋烧开，浇到圆生菜上即可。

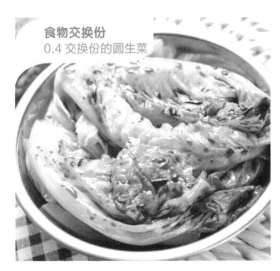

食物交换份
0.4 交换份的圆生菜

凉拌生菜

原料： 圆生菜 200 克，葱花、盐、蚝油各适量。

做法：

1.将生菜洗净，沥干水分。

2.将洗好的生菜放入大碗中，再加入盐、葱花、蚝油拌匀即可。

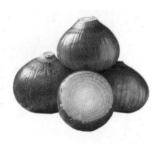

洋葱

热量：39 千卡

生糖指数：30 ★ ☆ ☆

降糖关键营养素：前列腺素 A

洋葱是目前所知唯一含前列腺素 A 的蔬菜。前列腺素 A 可以扩张血管、降低血液黏稠度，能增加冠状动脉的血流量，预防血栓形成，又能促进钠盐的排泄，从而使血压下降，对糖尿病并发高血压及心血管疾病的患者有益。

对并发症的益处

洋葱中含有与降糖药甲苯磺丁脲相似的有机物，能提高血液中胰岛素水平，有助于平稳血糖还能抑制高脂肪饮食引起的胆固醇升高，适用于糖尿病伴有动脉硬化患者食用。

降糖吃法

凉拌洋葱有助于缓解便秘，还能稳定血压，平稳血糖。洋葱还可以和多种蔬菜一起凉拌或者热炒。

洋葱的营养功效

★ 富含硒元素。硒是一种抗氧化剂，能消除体内的自由基，增强细胞的活力和代谢能力，具有防癌、抗衰老的功效。

★ 洋葱精油中含有可降低胆固醇的含硫化合物，对消化不良、食欲不振、食积内停等症有食疗作用。

★ 洋葱能帮助细胞更好地利用葡萄糖，减轻胰岛细胞的负担，是糖尿病患者的食疗佳蔬。

营养好搭配

洋葱 + 松子

洋葱搭配松子食用，可以抗癌防老、预防心脏病。

洋葱 + 木耳

洋葱和木耳一起吃，不仅能抗癌、清肠毒，还能净化血液，保护心血管健康。

营养专家提醒

洋葱一次不宜食用过多。患有皮肤瘙痒性疾病、眼疾以及胃病、肺胃发炎者应少吃。同时洋葱辛温，热病患者应慎食。

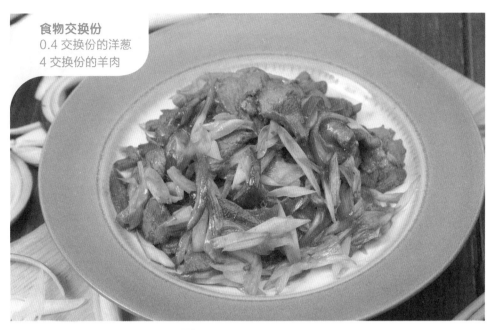

食物交换份
0.4 交换份的洋葱
4 交换份的羊肉

洋葱爆羊肉 宜做便当

原料：洋葱 100 克，羊瘦肉 200 克，大葱、盐、油各适量。

做法：

1.羊肉切片，洋葱切丝，大葱切丝。

2.锅内放油，烧至六成热，放入羊肉拨散，再放入洋葱、大葱搅散。

3.继续翻炒至羊肉熟透，炒熟后加盐调味，即可出锅。

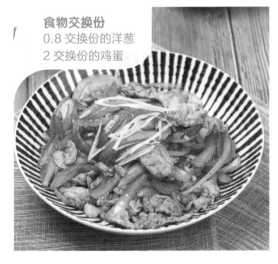

食物交换份
0.8 交换份的洋葱
2 交换份的鸡蛋

洋葱炒鸡蛋 宜做便当

原料：洋葱 200 克，鸡蛋 2 个，葱丝、盐、油各适量。

做法：

1.洋葱切丝，鸡蛋打散。

2.锅中放油，油热，倒入蛋液炒熟，盛出备用。

3.锅留底油，倒入洋葱翻炒，加盐调味。

4.最后加鸡蛋翻炒匀,撒上葱丝即可。

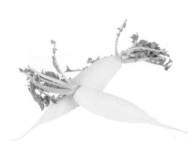

白萝卜

热量：21 千卡
生糖指数：26 ★ ☆ ☆
降糖关键营养素：木质素、淀粉酶

白萝卜中的淀粉酶能分解食物中的淀粉，使其更容易被人体吸收。白萝卜中的芥子油能促进胃肠蠕动，增加食欲，帮助消化。白萝卜所含热量较少，膳食纤维较多,吃后易产生饱腹感,对于糖尿病患者控制进餐量有一定的帮助。

对并发症的益处

白萝卜能生津止渴、润喉去燥，所以口眼干燥、思虑过度、睡眠不足、讲话过多的人可以多吃白萝卜。

降糖吃法

糖尿病患者食用白萝卜时最好生吃或凉拌，并且萝卜皮中的矿物质和维生素的含量也较高，食用时最好不要丢弃，一并食用。

白萝卜的营养功效

* 含有木质素，能提高巨噬细胞的活力，吞噬癌细胞。此外，木质素还能调节胰岛素作用，稳定血糖。

* 含有丰富的维生素 C，能防止皮肤老化，阻止色斑的形成，保持皮肤白嫩。

* 白萝卜的辣味源自硫氰化物，它具有保护胃黏膜的功效，而萝卜越靠近根部的部位含有这种物质越多。

* 含丰富的锌，有助于增强机体的免疫功能，提高抗病能力。

营养好搭配

白萝卜 + 海带

海带含碘丰富。白萝卜和海带一起煮汤，有化痰消肿的功效，对预防缺碘性甲状腺肿大有一定功效。

白萝卜 + 葱

把葱段、姜片和白萝卜片一起煮汤，有散寒、止咳的功效，这道汤还可预防感冒，缓解风寒感冒的症状。

营养专家提醒

中医认为，白萝卜不要与人参一起吃，一个补气，一个顺气，两者同吃会降低人参的滋补功效。

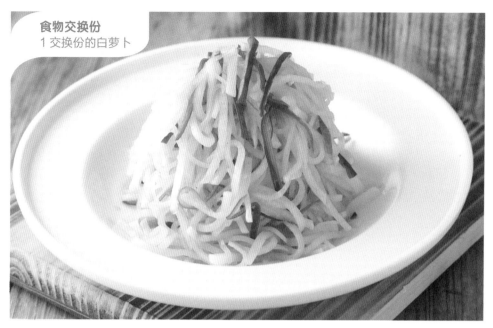

食物交换份
1 交换份的白萝卜

凉拌萝卜丝 宜做便当

原料： 白萝卜 400 克，青红辣椒、醋、盐各适量。

做法：

1.白萝卜洗净，擦成细丝，撒盐拌匀，静置盘中 15 分钟。

2.把萝卜丝里的水分尽量挤干。青红辣椒切细丝，码放在萝卜丝上。

3.放入盐、醋拌匀即可。

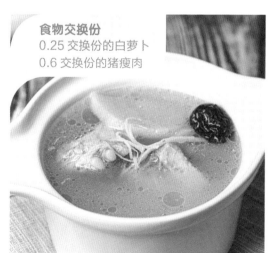

食物交换份
0.25 交换份的白萝卜
0.6 交换份的猪瘦肉

白萝卜瘦肉汤

原料： 白萝卜 100 克，猪瘦肉 30 克，胡椒粉、盐适量，姜丝、大枣各少许。

做法：

1.猪肉、白萝卜洗净、切块。

2.锅中加入适量清水，用大火烧开，放入姜丝、大枣、猪肉块和萝卜块，开中火炖煮 2 小时。

3.出锅前放入胡椒粉、盐调味即可。

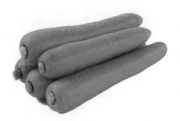

胡萝卜

热量：37 千卡

生糖指数：71 ★ ☆ ☆

降糖关键营养素：膳食纤维、胡萝卜素

胡萝卜是一种营养丰富的蔬菜，含有大量的胡萝卜素、果胶、钾、镁等营养素。胡萝卜素可以在体内转化为维生素 A，还具有抗氧化作用；果胶有利于稳定血糖血脂，还具有润肠通便的作用。

对并发症的益处

胡萝卜含有大量胡萝卜素，可以补肝明目，对糖尿病并发眼疾的患者有帮助。

降糖吃法

胡萝卜中碳水化合物含量约为8.8%，在蔬菜中属于中等偏高。糖尿病患者如果一次吃较多的胡萝卜，可以相应减少主食的摄入量，以免碳水化合物摄入过量对餐后血糖造成不利影响。

胡萝卜的营养功效

★ 含有大量胡萝卜素，在人体内可转化为维生素 A，有补肝明目的功效。

★ 含有膳食纤维，在肠道中吸水膨胀，是肠道中的"充盈物质"，可加强肠道的蠕动。

★ 所含的檞皮素、山柰酚能增加冠状动脉血流量，降低血脂，促进肾上腺素的合成。

营养好搭配

胡萝卜 + 菠菜

菠菜能促进胡萝卜素转化为维生素 A，防止胆固醇在血管壁上沉积，保持心血管的畅通。

胡萝卜 + 莴笋

胡萝卜可以降低血脂，搭配莴笋食用，具有降压强心的功效。

营养专家提醒

胡萝卜可以用油炒熟吃，也可以与肉类一起炖或炒，这样有利于脂溶性的胡萝卜素的吸收。

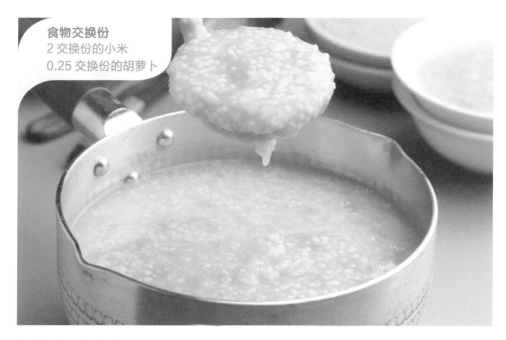

食物交换份
2 交换份的小米
0.25 交换份的胡萝卜

胡萝卜小米粥

原料：胡萝卜、小米各 50 克。

做法：

1. 胡萝卜洗净，切成小块；小米用清水清净。
2. 将胡萝卜和小米放入锅中，加入清水，大火烧开，小火慢熬至小米软烂、胡萝卜熟透。

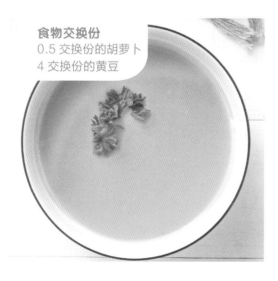

食物交换份
0.5 交换份的胡萝卜
4 交换份的黄豆

胡萝卜豆浆

原料：黄豆、胡萝卜各 100 克。

做法：

1. 黄豆用清水泡 6 小时以上。
2. 将胡萝卜刨皮，洗净，切小丁，和泡好的黄豆一起倒入豆浆机，加入适量水，打浆饮用即可。

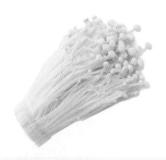

金针菇

热量：32 千卡
生糖指数：29 ★ ☆ ☆
降糖关键营养素：锌、膳食纤维

金针菇富含优质蛋白质以及膳食纤维，可以平稳血糖，促进胃肠蠕动，消脂排毒，帮助糖尿病患者控制体重。

对并发症的益处

金针菇富含的锌元素可以有效降低胆固醇，预防心血管疾病和血脂升高，特别适合糖尿病并发高血压、高脂血症的患者食用。

降糖吃法

凉拌金针菇营养价值保留完整，还可以用金针菇煮汤，既有营养，口感又好。

金针菇的营养功效

* 含丰富的多糖，具有降低血液中胆固醇的作用，能帮助降低血压，对于预防肥胖症、糖尿病和动脉硬化均有功效。

* 菌柄中含有丰富的膳食纤维，可以吸附人体内的胆酸，增加胃肠的运动。膳食纤维还可调节胆固醇的代谢，降低体内胆固醇含量，并能促进体内重金属离子的排除。

* 氨基酸的含量高于一般蔬菜，其中赖氨酸和精氨酸含量尤其丰富，对智力发育和增强体质有良好的作用。

营养好搭配

金针菇 + 豆腐

二者搭配有抗癌、降血脂、降血压的功效。

金针菇 + 鸡蛋

二者一同食用，对于气血不足和身体比较虚弱的人群来说是很好的食疗佳品。

营养专家提醒

很多人认为金针菇中含有秋水仙碱，其实是与金针菜搞混淆了。金针菜与金针菇一字之差但相去甚远。金针菇属于菌类植物，而金针菜为一种百合科植物的花蕾。

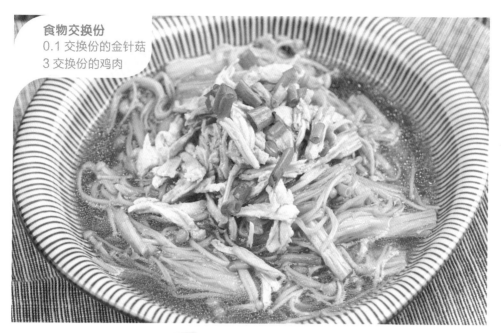

食物交换份
0.1 交换份的金针菇
3 交换份的鸡肉

鸡丝金针菇 宜做便当

原料：鸡胸肉 150 克，金针菇 50 克，葱末、姜末、淀粉、盐、油各适量。

做法：

1.将鸡胸肉洗净，切丝，放入碗中，加入姜末、淀粉抓匀，腌渍 10 分钟；金针菇洗净，切除根部待用。

2.锅内倒油烧热，放入鸡丝、金针菇炒熟，加盐调匀，撒上葱末略炒即可。

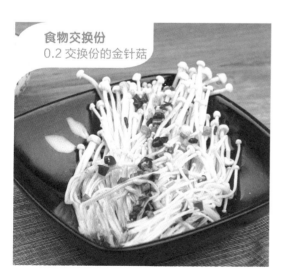

食物交换份
0.2 交换份的金针菇

凉拌金针菇 宜做便当

原料：金针菇 100 克，辣椒、蒜末、生抽、醋、香油、盐各适量。

做法：

1.金针菇洗净、撕开。辣椒切圈。

2.锅里加水烧开，放入金针菇焯熟，放在碗内放凉。

3.加入辣椒、蒜末、生抽、醋、盐、香油，拌匀即可。

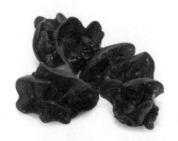

木耳

热量：26 千卡
生糖指数：26 ★ ☆ ☆
降糖关键营养素：多糖

木耳中含有两种重要的营养素：甘露聚糖和木糖。它们可以起到修复受损胰岛细胞的作用，并为之提供能量，从而改善胰岛的分泌功能，起到平稳血糖及调节血糖的作用。

对并发症的益处

木耳能防止血栓形成，降低甘油三酯和胆固醇，延缓动脉粥样硬化，有益于糖尿病并发冠心病和脑中风的患者。

降糖吃法

木耳中所含的营养成分大多属于水溶性物质，炖汤食用最好，而且最好是等水煮沸后再放木耳，可减少维生素的损失。

木耳的营养功效

* 含铁量高，常吃木耳能有效防治缺铁贫血，驻颜养血，改善肤色，使肌肤变得红润，容光焕发。

* 含维生素 K，能减少血液凝结，预防脑血栓、老年痴呆等症的发生。

* 含膳食纤维，能吸收肠道水分，促进身体废物排出，从而起到预防便秘的作用。同时减少肠道毒素对身体的伤害，有预防直肠癌的作用。

营养好搭配

木耳 + 黄瓜

木耳本身含有的热量较低，脂肪含量较少，和黄瓜搭配一起食用，有利于减肥塑身。

木耳 + 鸡蛋

木耳和鸡蛋搭配在一起吃，有润燥、护眼明目和增强免疫力的功效。

营养专家提醒

木耳有活血抗凝的作用，有鼻出血、牙龈出血、胃肠道出血等出血性疾病的人不宜多食用。

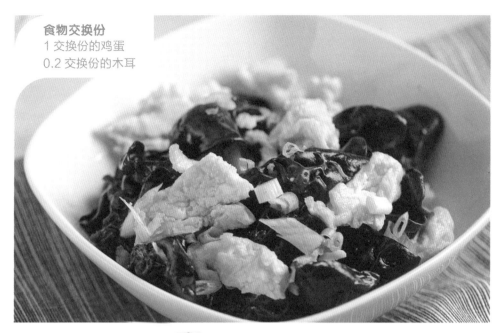

食物交换份
1 交换份的鸡蛋
0.2 交换份的木耳

木耳炒鸡蛋 宜做便当

原料：鸡蛋 1 个，木耳 100 克，葱花、盐、油各适量。

做法：

1.木耳洗净；鸡蛋打散，备用。

2.锅内油烧热，将鸡蛋液翻炒至熟，盛出。

3.锅内留底油，下入葱花爆香，放入木耳略翻炒，再放入鸡蛋炒匀。

4.最后加盐调味即可。

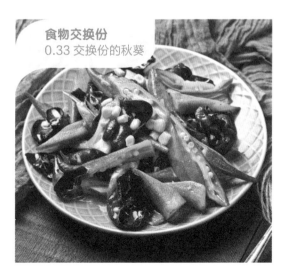

食物交换份
0.33 交换份的秋葵

秋葵炒木耳 宜做便当

原料：秋葵 100 克，泡发木耳
80 克，熟红腰豆、熟玉米
粒、盐、油各适量。

做法：

1.秋葵洗净，切段备用。

2.锅中放油，倒入秋葵翻炒至八
成熟。

3.加入木耳、红腰豆、玉米粒，
翻炒 5 分钟，加盐调味即可。

专题：蔬菜也有食用宝塔

蔬菜类的食物对于糖尿病患者有很大帮助，能降低血糖上升速度，增加饱腹感。你或许了解"平衡膳食宝塔"，但你一定不知道其实蔬菜也有"宝塔"。

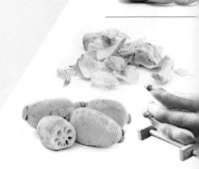

第三层：菌藻类
菌藻类蔬菜膳食纤维含量高，富含活性多糖和多种矿物质，具有降血脂，增强免疫力等作用，这类蔬菜与普通蔬菜相比有一定的特殊营养功效，我们可以经常吃。

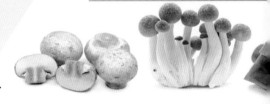

第一层：绿叶蔬菜
比如芹菜、油菜、韭菜、小白菜、菠菜、西蓝花等。番茄也属于这一层，这类蔬菜含糖量最低，每天都可以吃，并且占每日蔬菜总量的 1/2 以上。

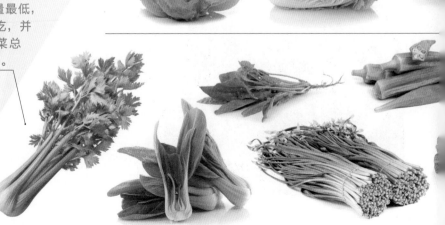

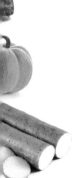

第五层：主食蔬菜

如土豆、山药、芋头、南瓜等。这类蔬菜如果作为菜肴，那可就有点不妙了，如果作为主食的一部分，那就相当推荐了！不仅可以减少主食对血糖的影响，而且饱腹感强，色香味俱佳。

第四层：高糖蔬菜

比如藕、荸荠、洋葱、豌豆、蚕豆、百合等。这些菜属于碳水化合物含量较高的蔬菜，可以作为配菜，不宜多食，如果食用过多，应该注意减少主食的量。

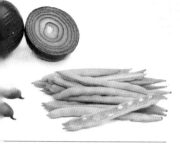

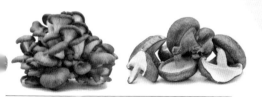

第二层：瓜茄、根茎类蔬菜

包括白菜、茄子、黄瓜、白萝卜、豆角、苦瓜等。含糖量为低至中等，风味独特，大家可以根据自己的喜好随意挑选。

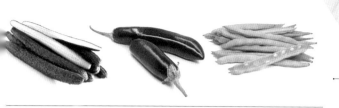

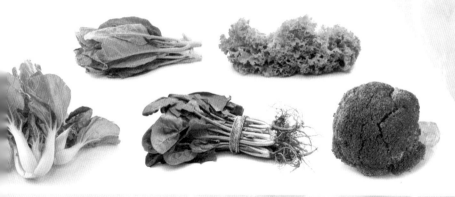

水果类

苹果

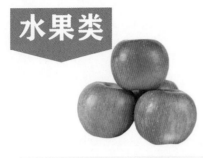

热量：53 千卡

生糖指数：36 ★☆☆

降糖关键营养素：膳食纤维、维生素、铬

苹果包含很多营养元素，其中所富含的铬元素能够提高糖尿病患者对胰岛素的敏感性，苹果中的果胶还可以稳定血糖。糖尿病患者可以每天吃1个苹果，保证营养的摄入。

对并发症的益处

苹果皮里面的乌索酸有降低体内胆固醇的作用。苹果中丰富的钾对于糖尿病并发高血压患者很有好处，能减少冠心病的发生。

降糖吃法

降糖首推吃新鲜的苹果，有利于消化，更重要的是对糖尿病并发口腔疾病很有好处。

苹果的营养功效

★ 含有多糖、果酸、类黄酮、维生素C、维生素E等营养成分，能够帮助分解体内多余的脂肪，避免身体过度发胖，减轻心脏负担。

★ 苹果中的果酸和维生素能有效吸附胆固醇，使之随着粪便排出人体，减少动脉硬化、心血管疾病发生的风险。

★ 含有较多的钾，能与人体过剩的钠盐结合，使之排出体外。当人体摄入钠盐过多时，吃苹果有利于平衡体内电解质。

营养好搭配

苹果 + 酸奶

两者搭配，能更好地提供人体所需的营养物质，增强人体抵抗力，补充营养。

苹果 + 胡萝卜

两者搭配可以调理肠胃，促进排便，并降低胆固醇，降低血压。

营养专家提醒

苹果子中含有少量的氢氰酸，有毒性，吃苹果时要小心，不要咬破苹果子。

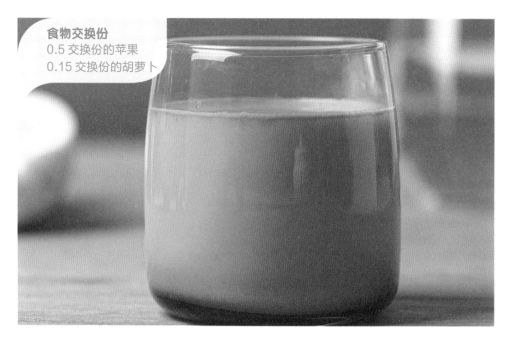

食物交换份
0.5 交换份的苹果
0.15 交换份的胡萝卜

胡萝卜苹果汁

原料： 苹果 100 克，胡萝卜、芹菜梗各 30 克。

做法：

1.胡萝卜洗净，切成小丁；苹果洗净，去蒂、除核，切成小丁；芹菜梗洗净，切成小丁。

2.将胡萝卜丁、苹果丁和芹菜丁放入料理机中，榨汁调匀即可。

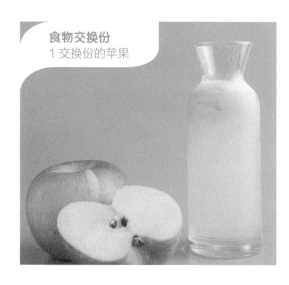

食物交换份
1 交换份的苹果

芦荟苹果汁

原料： 苹果 200 克，芦荟适量。

做法：

1.把苹果洗干净，去皮、去核，切成小块。

2.芦荟洗净，刮刺、去皮，切成小丁。

3.把苹果块、芦荟丁放入料理机中，加入温开水，搅打成汁即可。

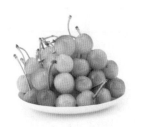

樱桃

热量：46 千卡

生糖指数：22 ★ ☆ ☆

降糖关键营养素：花青素、钾、维生素 E

樱桃中含有丰富的花青素以及钾元素，有较好的抗氧化作用，能达到延缓衰老的作用，同时有助于调节血压以及降低中风的风险，还能降低胆固醇水平，对心脏有好处。

对并发症的益处

樱桃含有丰富的维生素 E，对于糖尿病患者预防肾脏并发症有益。同时，维生素 E 还能帮助糖尿病患者预防心血管系统的并发症。

降糖吃法

煮粥时放几个樱桃，不仅可以增加糖尿病患者的食欲，也可以补铁，增强免疫力。

樱桃的营养功效

★ 樱桃中胡萝卜素的含量丰富，常食樱桃可以有效保护视力。

★ 含铁量比较高，铁可以合成人体血红蛋白、肌红蛋白，在提高人体免疫力、促进蛋白质合成及能量代谢的过程中有重要的作用。

★ 含有较多的鞣花酸，这种抗氧化成分活性较强，可消除致癌物，起到防癌作用。

★ 含有丰富的花青素、花色素、维生素 E 等，这些营养元素都是有效的抗氧化剂，对消除肌肉酸痛有很好的功效。

营养好搭配

樱桃 + 牛奶

二者所含的维生素、花青素、钙等营养素，有利于糖尿病患者控制血糖和血压。

樱桃 + 香菇

二者搭配具有防癌抗癌、降脂降压的功效。

营养专家提醒

樱桃属于含铁量相对高的水果，但含铁量毕竟比不上动物肝和动物血，而且植物性食物中的铁吸收率较低，远远低于肉类。所以樱桃只是食物补铁的一个来源，贫血了不能指望通过樱桃补充铁。

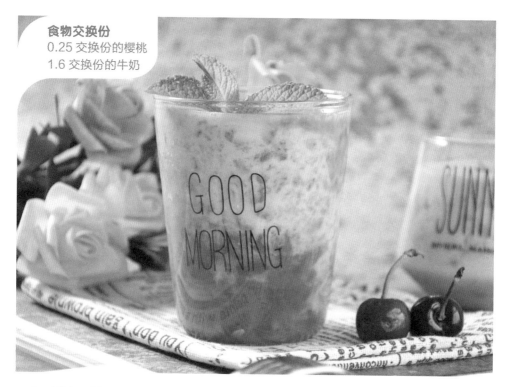

食物交换份
0.25 交换份的樱桃
1.6 交换份的牛奶

樱桃奶昔

原料：樱桃 50 克，牛奶 250 克。

做法：

1.樱桃洗净、去核。

2.将樱桃放入料理机，加入牛奶，榨成汁即可。

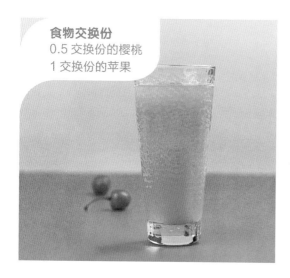

食物交换份
0.5 交换份的樱桃
1 交换份的苹果

樱桃苹果汁

原料：苹果 200 克，樱桃 100 克。

做法：

1.苹果洗净，去核，切成块；樱桃洗净，去核。

2.将苹果和樱桃放入料理机中榨成汁即可。

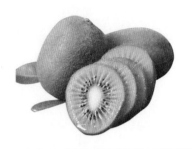

猕猴桃

热量：56 千卡
生糖指数：52 ★ ☆ ☆
降糖关键营养素：膳食纤维、精氨酸

猕猴桃果肉中含有天然糖醇类物质，这种物质能够有效调节糖代谢，对防治糖尿病有着积极意义。

对并发症的益处

猕猴桃中大量的膳食纤维可以帮助消化，清除体内有害代谢物，还能抑制胆固醇在动脉内壁上的沉积，从而预防糖尿病并发动脉硬化。

降糖吃法

可以直接生食，也可与其他食材搭配食用，做沙拉、榨蔬果汁等均可。

猕猴桃的营养功效

* 含有丰富的膳食纤维和抗氧化物质，可以有效预防和治疗便秘，排出体内有害代谢物。同时膳食纤维还具有降低胆固醇，促进心脏健康的作用。

* 含有的抗突变成分谷胱甘肽，有利于抑制诱发癌症基因的突变，有一定的防癌、抗癌功效。

* 富含精氨酸，能有效改善血液流动，阻止血栓形成，对降低冠心病、高血压、心肌梗死、动脉硬化等心血管疾病的发病率有一定的功效。

营养好搭配

猕猴桃＋酸奶

促进肠道内益生菌的生长，具有维护肠道健康、预防和缓解便秘的功效。

猕猴桃＋芒果

两者都富含维生素 C，可促进铁的吸收，有助于平稳血糖。

营养专家提醒

猕猴桃的外皮上有毛刺，有人对于这类毛刺过敏。这类人在吃猕猴桃时尽量避免手和口唇接触外皮，可以戴上手套把猕猴桃洗净、剥掉果皮后再食用。

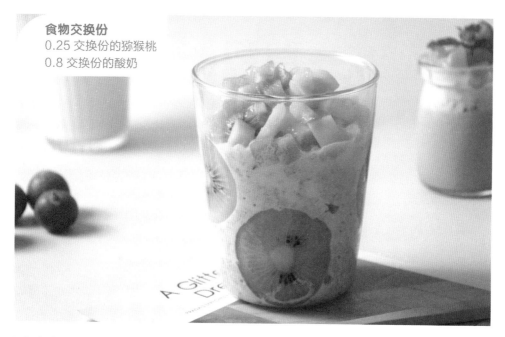

食物交换份
0.25 交换份的猕猴桃
0.8 交换份的酸奶

猕猴桃燕麦酸奶杯

原料：猕猴桃 50 克，酸奶 100 克，燕麦、黄桃各适量。

做法：

1.猕猴桃去皮，黄桃洗净、去核，分别切块。

2.燕麦和酸奶搅拌均匀，加入猕猴桃、黄桃块即可。

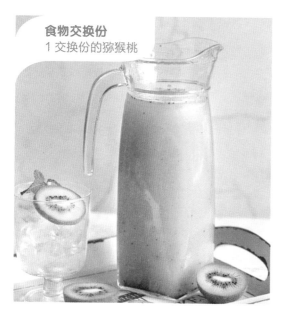

食物交换份
1 交换份的猕猴桃

猕猴桃汁

原料：猕猴桃 200 克，柠檬汁适量。

做法：

1.将猕猴桃洗干净，去皮，切成块。

2.与凉开水一起放入料理机中，榨出果汁，倒入杯中。

3.杯中加入柠檬汁调味即可。

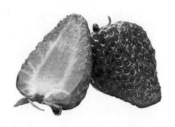

草莓

热量：30 千卡
生糖指数：29 ★ ☆ ☆
降糖关键营养素：果胶，有机酸

草莓中的果胶可以降低餐后血糖水平和低密度脂蛋白水平，对于 2 型糖尿病患者控制病情有益处。它还能增强人体免疫能力，保持人体细胞、器官及血管健康，降低糖尿病并发心血管疾病的危险。

对并发症的益处

草莓中的果胶能润肠通便，降低胆固醇，对糖尿病合并冠心病、动脉粥样硬化等病症具有良好的防治功效。

降糖吃法

草莓燕麦糊当作早餐，有助于减脂瘦身。经常食用有利于保持血糖平稳。

草莓的营养功效

＊含有多种维生素、糖类，易于人体吸收，经常食用能帮助补充机体营养，维持体液平衡。

＊含有苹果酸、水杨酸、柠檬酸等多种有机酸，具有生津开胃、润肺止渴、利尿解暑、清热明目的功效。

＊含有丰富的膳食纤维，可以刺激胃肠壁蠕动，促进食物消化，预防便秘，降低肠癌风险。

＊所含的胡萝卜素是合成维生素 A 的重要物质，具有明目养肝作用。

营养好搭配

草莓 + 橙子

二者都含有丰富的膳食纤维和维生素，有利于血糖稳定。

草莓 + 燕麦

二者搭配可促进铁的吸收，且不会增加胰岛细胞的负担。

营养专家提醒

畸形的草莓往往是因为在种植过程中滥用激素导致的，这样的草莓不要买。

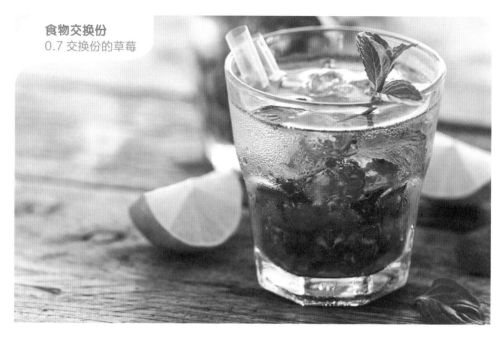

食物交换份
0.7 交换份的草莓

草莓苏打水

原料： 草莓 200 克，无糖苏打水适量。

做法：

1. 草莓洗净，去蒂。
2. 将草莓用勺子捣碎。
3. 加入苏打水搅拌均匀即可。

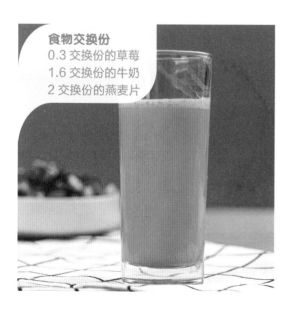

食物交换份
0.3 交换份的草莓
1.6 交换份的牛奶
2 交换份的燕麦片

草莓燕麦牛奶糊

原料： 燕麦片 50 克，草莓 100 克，牛奶 250 克。

做法：

1. 草莓去蒂，洗净，切丁。
2. 将草莓丁、燕麦片、牛奶一同加入料理机中打成糊状。
3. 将打好的草莓燕麦牛奶糊倒入锅中，小火煮开即可。

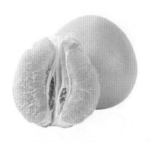

柚子

热量：51 千卡
生糖指数：25 ★ ☆ ☆
降糖关键营养素：维生素、柚皮苷

柚子中含有的维生素和果胶可以提高胰岛细胞的敏感性，改善糖尿病患者的内环境，减轻胰腺的负担。柚子含糖量很低，糖尿病患者可适量食用。

对并发症的益处

柚子中含有一种生理活性物质，叫作柚皮苷，这种物质可以降低血液的黏稠度，从而预防因血管堵塞导致的疾病，如动脉硬化、脑血栓、中风等。

降糖吃法

柚子中维生素 C 含量较高，适合直接食用或者榨汁饮用。

柚子的营养功效

★ 含钾较高，有助于预防中风的发生。

★ 含钠量低，因此柚子非常适合糖尿病并发高血压人群食用。

★ 柚子含糖量低，膳食纤维含量高，属于适合糖尿病患者选用的水果。

营养好搭配

柚子＋番茄

番茄和柚子都富含维生素 C，低糖低热量，一起打汁食用能清除体内自由基，可预防糖尿病神经病变和血管病变。

柚子＋鸡肉

两种食物一起吃，具有温中益气、补肺下气、消痰止咳的功效。

营养专家提醒

服药物时应避免食用柚子，因柚子中含有的一种活性成分可以干扰许多药物的正常代谢，容易引起不良反应。

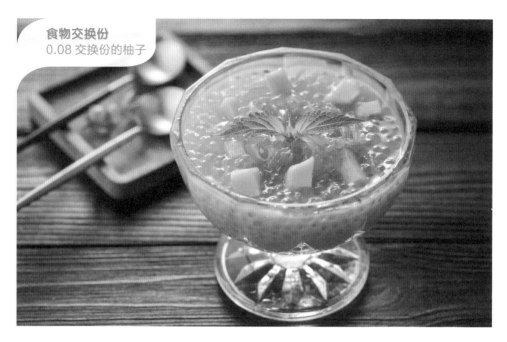

食物交换份
0.08 交换份的柚子

杨枝甘露

原料：柚子 15 克，芒果 60 克，椰汁 150 克，西米适量。

做法：

1.柚子取粒，芒果切块，西米泡开备用。

2.将椰汁倒入泡好的西米，加入芒果块和柚子粒即可。

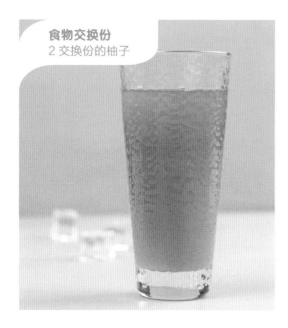

食物交换份
2 交换份的柚子

柚子汁

原料：柚子 400 克，柠檬汁适量。

做法：

1.柚子皮用盐搓洗净，切成丝。
  将柚子肉和柚子皮丝放入料理
  机中。

2.倒入适量的矿泉水，启动料理
  机榨汁。

3.饮用时加一点点柠檬汁即可。

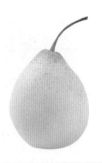

梨

热量：44 千卡
生糖指数：32 ★ ☆ ☆
降糖关键营养素：B 族维生素、果胶

　　梨中含有丰富的 B 族维生素，能保护心脏，减轻疲劳，增强心肌活力，降低血压，对于糖尿病并发高血压有很好的降压作用；梨的果胶含量很高，可帮助消化、通利大便。

对并发症的益处

　　梨有润肺的功效，可改善呼吸系统和肺功能，减轻空气中的灰尘和烟尘对肺部的影响，降低糖尿病患者肺部感染的概率。

降糖吃法

　　梨性寒凉，糖尿病患者可以煮梨水喝，是一年四季补充水分的好选择。

梨的营养功效

* 所含的鞣酸等成分，能祛痰止咳，对咽喉有养护作用。

* 有较多糖类物质和多种维生素，易被人体吸收，增进食欲，对肝脏具有保护作用。

* 富含果胶，可防止动脉粥样硬化，抑制致癌物质亚硝胺的形成，从而防癌抗癌。

* 含有较多的不溶性膳食纤维，能促进排便、消除便秘。

营养好搭配

梨 + 核桃仁

核桃仁若与清热解毒、生津润肺的梨搭配食用，对支气管炎有辅助食疗作用。

梨 + 川贝

川贝和雪梨同炖，能够增强清热润肺、止咳化痰的功效，适合肺热燥咳、干咳少痰、阴虚劳嗽者食用。

营养专家提醒

梨性寒，体质偏寒或有肠胃疾病的人食用过多容易导致腹泻。

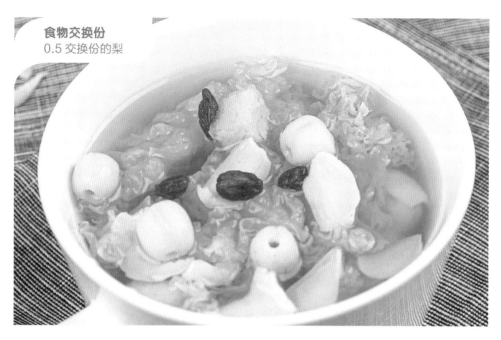

食物交换份
0.5 交换份的梨

百合梨汤

原料：雪梨 100 克，百合、银耳、莲子、枸杞子各适量。

做法：

1.百合洗净后浸泡一夜，浸泡后的水不要倒掉。

2.雪梨削皮，切成块状；把浸泡了一夜的百合放入锅中，用小火煮 1.5 小时。

3.倒入梨块、莲子、银耳煮 30 分钟左右，最后加入枸杞子再煮 5 分钟即可。

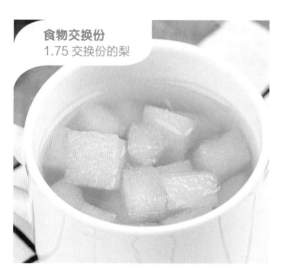

食物交换份
1.75 交换份的梨

梨水

原料：梨 350 克。

做法：

1.将雪梨洗净，去皮，去掉梨核，将处理好的梨切成滚刀块。

2.锅中加入适量水，烧至快开时，将梨块放入。

3.大火煮开后，改为小火熬煮 15 分钟左右即可。

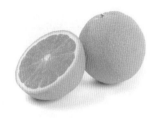

橙子

热量：47 千卡

生糖指数：43 ★ ☆ ☆

降糖关键营养素：膳食纤维

橙子中含有大量膳食纤维，可促进肠道蠕动，有利于清肠通便，排除体内有害物质。其中的可溶性膳食纤维果胶能帮助尽快排出脂类及胆固醇，并减少外源性胆固醇的吸收，具有降低血脂的作用。

对并发症的益处

橙子中富含维生素 C、维生素 P，能增强机体抵抗力，增强毛细血管的弹性，降低胆固醇。有研究显示，常吃橙子可以使中风的发生率降低，是糖尿病合并心脑血管疾病患者较好的食疗水果。

降糖吃法

香橙蒸蛋膳食纤维多但热量很低，含有天然糖分，是代替正餐或糖果、蛋糕等甜品的极佳选择，能让糖尿病患者既享受甜品又可以保持血糖稳定。

橙子的营养功效

★橙子中含量丰富的维生素 C、P，能增加机体抵抗力，增加毛细血管的弹性，降低血中胆固醇。高血脂症、高血压、动脉硬化者常食橙子有益。

★橙子所含纤维素和果胶物质，纤维素可促进肠道蠕动，有利于清肠通便，排除体内有害物质。果胶能帮助尽快排泄脂类及胆固醇，并减少

外源性胆固醇的吸收，故具有降低血脂的作用。

★橙子里的的维生素 C 亦能将脂溶性有害物质排出体外，是名实相符的保健康抗氧化剂。

营养好搭配

橙子 + 胡萝卜

二者均富含胡萝卜素，具有抗氧化作用，二者口味上也比较适宜搭配食用。

橙子 + 鸡蛋

橙子与富含蛋白质和钙的酸奶搭配，无论从口味还是营养上都比较适宜。糖尿病患者应选用无糖酸奶。

营养专家提醒

吃完橙子后要及时刷牙漱口，以防橙子中的果酸会给牙齿带来危害。

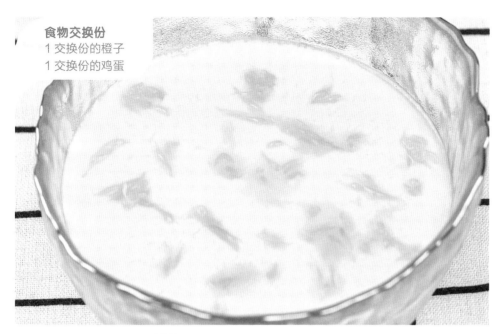

食物交换份
1 交换份的橙子
1 交换份的鸡蛋

香橙蒸蛋 宜做便当

原料：鸡蛋 1 个，橙子 1 个。

做法：

1.橙子切开两半，用小刀或小勺慢慢挖出里面的肉，将挖出的肉榨成汁。

2.鸡蛋打散，打久一点，将蛋液打得细腻些。

3.将橙汁滤去果肉，稍微加热，倒入蛋液里。

4.盖上保鲜膜，戳几个小洞，水滚后放到蒸盘上，用小火蒸 10 分钟左右即可。

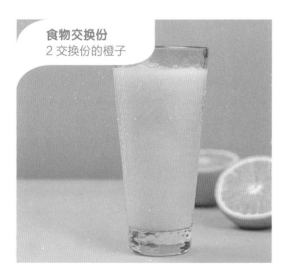

食物交换份
2 交换份的橙子

鲜榨橙汁

原料：橙子 2 个。

做法：

1.1 个橙子洗净、切块，去除果皮，加入适量凉白开或温水，倒入料理机内打成果汁。

2.另外 1 个橙子用小勺轻轻取出果肉备用。

3.将打好的果汁倒入杯内，再将果肉放入即可。

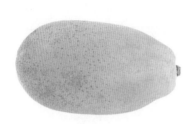

木瓜

热量：27 千卡
生糖指数：30　★ ☆ ☆
降糖关键营养素：赖氨酸、膳食纤维

木瓜含有丰富的色氨酸和赖氨酸，这是人体必需的氨基酸。色氨酸有助于睡眠、镇痛，赖氨酸与葡萄糖代谢关系密切，可有效补充糖尿病患者缺失的营养，还能增强机体的抗病能力。

对并发症的益处

木瓜中含有一种酵素，能分解蛋白质，有利于人体对肉食的消化和吸收。木瓜中的齐墩果酸可以软化血管，降低血脂，防止体内过多脂肪的堆积。

降糖吃法

木瓜中的酵素能分解蛋白质，所以和高蛋白的肉类食物一起食用是糖尿病患者的极佳选择。

木瓜的营养功效

★ 含有大量水分、碳水化合物、蛋白质、脂肪、多种维生素，可有效补充人体的养分，增强机体的抗病能力。

★ 含有丰富的钙元素，钙元素可促进血管扩张，对于降血压有一定好处。

营养好搭配

木瓜 + 玉米

木瓜与玉米同食，可补充胡萝卜素。

木瓜 + 花生

木瓜有很好的养胃润肺的作用。花生中含有不饱和脂肪酸，能降低胆固醇含量，如果加上猪骨一起煲汤，可以起到很好的补中益气、延缓衰老、提高免疫的作用。

营养专家提醒

很多人把木瓜与番木瓜混为一谈，其实二者相去甚远。木瓜为蔷薇科木瓜属植物，而番木瓜为番木瓜科番木瓜属植物。它们之间并无亲缘关系。

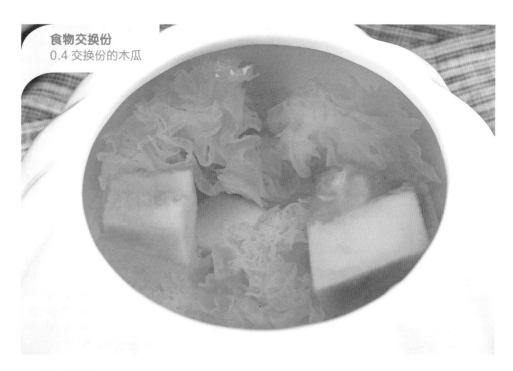

食物交换份
0.4 交换份的木瓜

木瓜银耳

原料：木瓜 200 克，银耳 10 克，冰糖适量。

做法：

1.将银耳用温水浸透泡发，洗净，撕成小朵；木瓜削皮、去子，切成小块。

2.银耳、木瓜一起放入锅里，加适量水煮开，然后转小火炖煮 30 分钟即可。

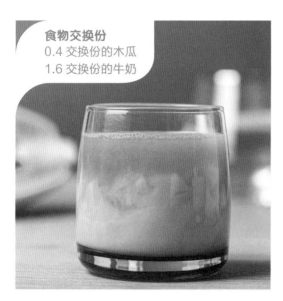

食物交换份
0.4 交换份的木瓜
1.6 交换份的牛奶

木瓜牛奶

原料：木瓜 200 克，牛奶 250 克。

做法：

1.木瓜洗净，去皮、去子，切成小块。

2.将木瓜放入料理机，倒入牛奶，搅碎成汁即可。

专题：吃水果有技巧

对于糖尿病患者来说，完全戒避水果是不适宜的，因为水果中含有大量的维生素、膳食纤维和矿物质，在血糖控制稳定的时候，有技巧地摄入一些水果，不仅对糖尿病患者身体有益，香甜的水果也会增加糖尿病患者的幸福感。

吃水果的条件

不是所有的糖尿病患者都能吃水果，只有病情稳定，血糖控制尚可的患者才可以吃。当空腹血糖控制在 7.0 毫摩尔 / 升以下，餐后 2 小时血糖控制在 10 毫摩尔 / 升以下，糖化血红蛋白在 7.5% 以下，血糖稳定无明显波动，不常出现高血糖或低血糖的患者，可以按照自己的喜好有选择性地吃些水果。

注意：当血糖控制不理想时，应暂时不吃水果，而将番茄、黄瓜等蔬菜当水果吃，等病情平稳后再行选择。

选水果的种类

糖尿病患者选择水果主要根据水果中含糖量的多少，以及各种水果的血糖生成指数而定。

含糖量	品种	食用推荐
< 15%	西瓜、甜瓜、草莓、樱桃、苹果、橘子、柚子、桃子、李子、杏、哈密瓜、猕猴桃、菠萝	含糖量较低，适当选用
15%~25%	荔枝、梨、石榴、鲜桂圆、柿子、鲜山楂、香蕉	含糖量较高，慎重选用
> 25%	菠萝蜜、鲜枣、甘蔗、金丝小枣、酸枣	含糖量超高，不宜食用
> 50%	果脯以及干枣、蜜枣、柿饼、葡萄干、杏干、桂圆干等干果	禁止食用

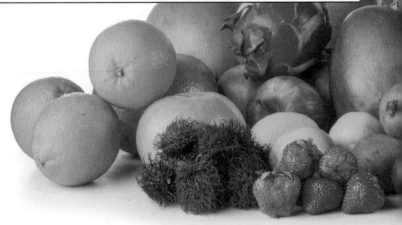

吃水果的时间

吃水果的时间最好选在两餐之间、饥饿时或者体力活动之后，作为能量和营养素的补充。通常可选在上午 10 点、下午 3 点左右或者睡前。

不提倡餐前或饭后立即吃水果，避免一次性摄入过多的碳水化合物，致使餐后血糖过高，加重胰腺的负担。

吃水果的数量

每天进食不能超过 1 个交换单位。200 克的苹果、梨、桃约为 1 个交换单位，在进食水果的同时要与主食进行等热量交换。如摄入苹果 200 克，就要相应减去 1 交换单位主食，如大米 25 克。这样做既不会影响血糖，又补充了身体需要。

糖尿病患者不建议喝果汁，更不建议喝纯果汁。如果一定要喝果汁，可以搭配蔬菜做成果蔬汁或搭配牛奶、酸奶等。

糖尿病患者应将血糖控制在理想状态时再食用水果。

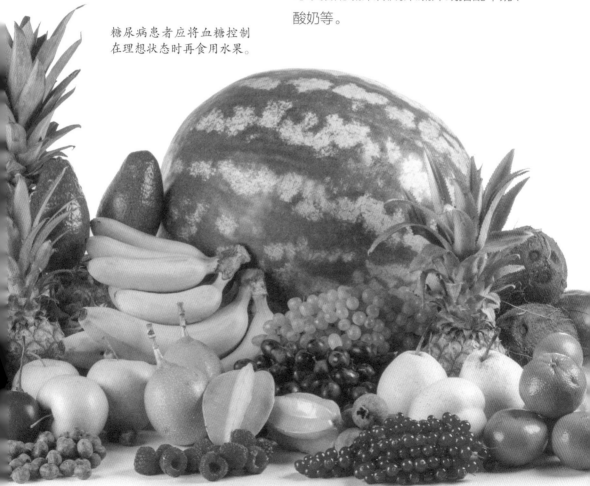

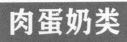

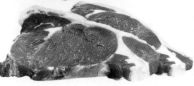

牛肉

热量：145 千卡

生糖指数：43 ★ ☆ ☆

降糖关键营养素：氨基酸、锌

牛肉中的蛋白质所含的必需氨基酸较多，含脂肪和胆固醇却较少，适合糖尿病患者食用。牛肉中含有的锌是一种有助于合成蛋白质、促进肌肉生长的元素。

对并发症的益处

牛肉中含有的镁可提高胰岛素合成代谢的效率，有助于糖尿病患者的治疗。牛肉含有丰富的 B 族维生素，如烟酸、维生素 B_1 和核黄素，也是铁质的极佳来源，对于糖尿病并发贫血的患者是食疗佳品。

降糖吃法

牛肉无论炖、炒、酱、做馅，对糖尿病患者来说都是好吃法，只是注意少放油和盐。

牛肉的营养功效

★ 富含镁元素，能支持蛋白质合成，增强肌肉力量，提高胰岛素合成代谢效率。

★ 富含维生素 B_{12} 和维生素 B_6，这两种维生素都能够增强身体机能，提高身体免疫力。

营养好搭配

牛肉＋洋葱

两者一起食用，可促进人体对营养素的吸收，还能补虚养身，对腰酸背痛、膝关节无力有一定的改善作用。

牛肉＋白萝卜

能为人体提供丰富的蛋白质、维生素 C，具有利五脏、益气血的功效。

营养专家提醒

牛肉属于高蛋白食物，慢性肾功能不全患者不可多食，以免加重肾脏负担。

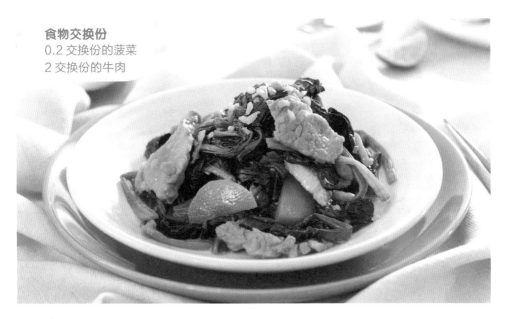

食物交换份
0.2 交换份的菠菜
2 交换份的牛肉

菠菜炒牛肉

原料：牛肉、菠菜各 100 克，胡萝卜、酱油、料酒、葱段、姜片、盐、油各适量。

做法：

1.牛肉切片，加料酒、葱段、姜片腌制。菠菜切段，胡萝卜切片，开水焯烫。

2.锅内放油，油热加入葱、姜煸炒出香味，放入腌好的牛肉炒熟，盛出。

3.锅内留底油，油热加入菠菜段、胡萝卜片、牛肉片，大火翻炒。出锅前加适量盐调味即可。

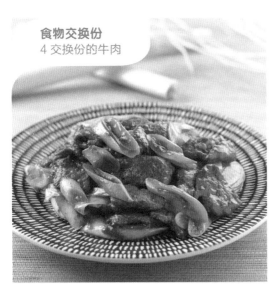

食物交换份
4 交换份的牛肉

葱爆牛肉 宜做便当

原料：牛里脊 200 克，大葱 1 根，淀粉、酱油、盐、醋、水淀粉、油各适量。

做法：

1.牛肉洗净、切片，加淀粉拌匀；大葱洗净，切滚刀段备用。

2.热锅凉油，放入牛肉滑熟，炒至变色，放酱油、葱段和盐。

3.最后淋上醋，用水淀粉勾芡即可。

猪瘦肉

热量： 143 千卡
生糖指数： 45 ★ ☆ ☆
降糖关键营养素： B 族维生素

　　胰岛素抵抗是糖尿病的主要代谢特征，身体会把胰岛素的抵抗错误地认为是血糖不足，从而动员脂肪和蛋白质分解，来生成血糖。这个过程会消耗大量的 B 族维生素，食用猪瘦肉会将流失的 B 族维生素补回来。

对并发症的益处

　　猪瘦肉中富含优质蛋白质，可增强体力，强壮体质，补充糖尿病患者由于代谢紊乱而造成的营养消耗，避免过度消瘦。

降糖吃法

　　将猪瘦肉切成丝，与蔬菜快炒食用，使营养更全面，同时也不至于令血糖上升过高。猪肉在炒制之前用水焯熟，可去掉部分油脂，更加健康。

猪瘦肉的营养功效

* 含有维生素 A 成分，能够促进人体视紫红质的再生，维持正常的视觉功能，预防夜盲症和视力减退。

* 含有维生素 B_1，不仅参与糖在人体内的代谢，还有抑制胆碱酯酶活性的作用，缺乏时会造成食欲不振、消化不良、头发干枯、记忆力减退、抽筋等症状。

* 含有维生素 B_2，人体缺少它易患口腔炎、皮炎、微血管增生症等，因此食用猪瘦肉对于脂溢性皮炎、口腔炎、口唇炎、口角炎、舌炎、阴道瘙痒、口腔溃疡等病症有很好的预防作用。

营养好搭配

猪瘦肉 + 大蒜

搭配食用可以提高维生素 B_1 的吸收率，有效将糖类转化成能量，具有消除疲劳，提高注意力的功效。

猪瘦肉 + 胡萝卜

两者搭配可补肝明目，预防糖尿病并发视网膜病变。

营养专家提醒

肥胖者、高脂血症及心血管疾病患者不要吃太多肥肉。

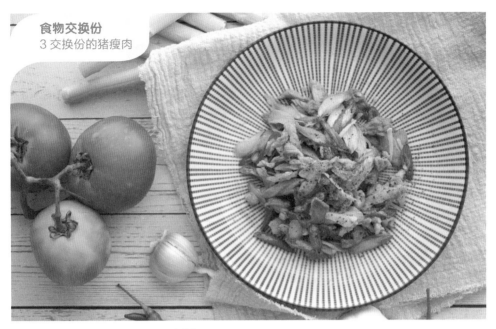

食物交换份
3 交换份的猪瘦肉

芦笋炒肉丝 🍱宜做便当

原料：芦笋 100 克，猪瘦肉 150 克，红椒、盐、黑胡椒碎、油各适量。

做法：

1.猪瘦肉切条，芦笋洗净、切斜段；红椒切丝。

2.锅内油烧热，将肉片放入翻炒至变色。

3.加入芦笋和红椒继续翻炒至熟，最后加盐、黑胡椒碎调味即可。

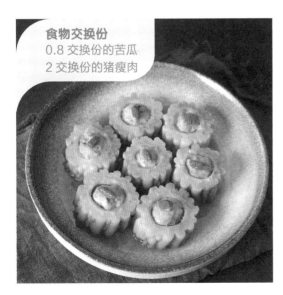

食物交换份
0.8 交换份的苦瓜
2 交换份的猪瘦肉

苦瓜酿肉 🍱宜做便当

原料：苦瓜 400 克，猪肉末 100 克，盐、枸杞子各适量。

做法：

1.苦瓜洗净，切小段，去瓜瓤。

2.将猪肉末用盐调味后酿入苦瓜中，以枸杞子作点缀。

3.热锅烧水，将酿好肉馅的苦瓜上锅蒸制 15 分钟即可。

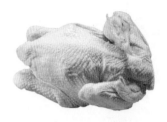

鸡肉

热量：167 千卡

生糖指数：45 ★ ☆ ☆

降糖关键营养素：不饱和脂肪酸、锌

和牛肉、猪肉比较，鸡肉含有较多的不饱和脂肪酸——亚油酸和亚麻酸，能够降低人体中低密度脂蛋白胆固醇的含量。锌元素可增强胰岛素原的转化。

对并发症的益处

鸡胸脯肉中含有的 B 族维生素具有缓解疲劳、保护皮肤的作用。鸡腿肉中含有的铁，对营养不良、畏寒怕冷、乏力疲劳、虚弱等有很好的食疗作用，可改善糖尿病患者缺铁性贫血。

中的氨基酸谱式极为相似，因此为优质蛋白质的来源。

★ 富含 B 族维生素，具有保护神经系统的作用，并可预防糖尿病并发血管病变。

降糖吃法

为了保持鸡肉低脂肪的优点，不妨选择较为清淡的烹调方式，如白斩鸡、清炖鸡、汽锅鸡等。如果希望促进食欲，也可以选择烧鸡、小炒鸡、口水鸡等。但是香酥鸡、辣子鸡、炸鸡一类需要经过油炸的烹调方式热量过高，不利于糖尿病患者的健康。

营养好搭配

鸡肉 + 豌豆

有利于蛋白质的吸收，可为糖尿病患者提供优质蛋白质。

鸡肉 + 香菇

具有暖胃益气的功效，适合肥胖型糖尿病患者食用。

鸡肉的营养功效

★ 蛋白质含量较高，易被人体吸收利用，有增强体力，强壮身体的作用。

★ 脂肪含量较低，鸡肉蛋白质中富含人体所需的氨基酸，其含量与蛋乳

营养专家提醒

鸡皮有大量脂肪，糖尿病患者不能把带皮的鸡肉视为低热量的食物。

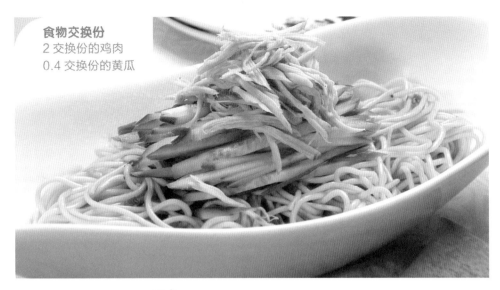

食物交换份
2 交换份的鸡肉
0.4 交换份的黄瓜

鸡丝凉面 宜做便当

原料：鸡胸肉 100 克，黄瓜 200 克，面条、醋、辣椒油、盐各适量。

做法：

1.鸡胸肉洗净、煮熟。

2.黄瓜切丝，鸡肉撕成丝。锅内加水烧开，放面条煮熟，捞出，过凉开水。

3.把准备好的食材放在面条上，再加入盐、辣椒油、醋拌匀即可。

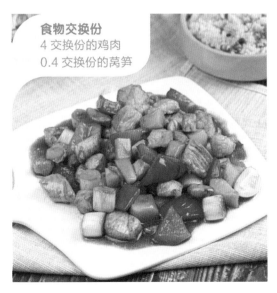

食物交换份
4 交换份的鸡肉
0.4 交换份的莴笋

宫保鸡丁 宜做便当

原料：鸡胸肉 200 克，莴笋 200 克，红椒 1 个，葱、盐、生抽各适量。

做法：

1.红椒切丁，葱切丁，鸡胸肉切丁，莴笋去皮、洗净、切小丁。

2.葱丁入热油锅中爆香，放红椒翻炒，再放鸡肉丁炒至变色。放入莴笋丁翻炒均匀，倒入生抽、盐炒熟即可。

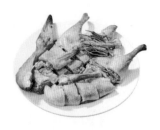

鸭肉

热量： 240 千卡
生糖指数： 46 ★ ☆ ☆
降糖关键营养素： 烟酸，不饱和脂肪酸

鸭肉中含有较为丰富的烟酸，烟酸是构成人体内两种重要辅酶的成分之一，这种物质对糖尿病合并心脏病患者有着一定的保护作用。鸭肉所含的 B 族维生素具有保护神经系统的作用。

对并发症的益处

鸭肉中的脂肪酸熔点低，易于消化。所含 B 族维生素和维生素 E 较其他肉类多，能有效保护糖尿病患者的足部。

降糖吃法

煲鸭汤、烧鸭、爆炒鸭条等，都是很好的吃法，可用来给糖尿病患者补益身体。

鸭肉的营养功效

★ 富含 B 族维生素。B 族维生素对人体新陈代谢、神经、心脏、消化和视觉的维护都有良好的作用。

★ 鸭肉中蛋白质含量比畜肉高，对糖尿病患者有很好的补益作用。

★ 鸭肉中的脂肪酸属于不饱和脂肪酸的比例较高，有降低胆固醇的作用，对防治糖尿病并发心脑血管疾病有益。

★ 含有丰富的钾、铁、铜、锌等矿物质元素。常食可滋阴养胃，利水消肿，补血行水，养胃生津。可用于缓解和改善身体虚弱、病后体虚等症。

营养好搭配

鸭肉 + 海带

二者搭配食用，有软化血管、降血压的功效。

鸭肉 + 莲藕

具有降低胆固醇、滋补身体的功效。

营养专家提醒

烟熏和炭烤的鸭肉因其加工后可产生苯并芘等致癌物质，应少吃或不吃。

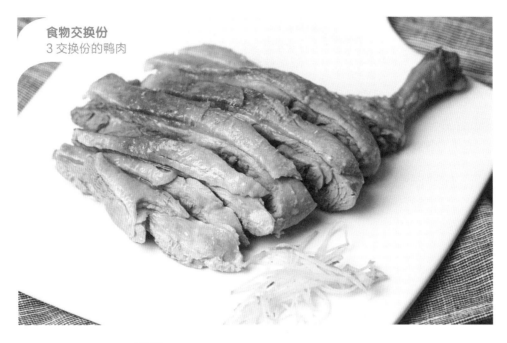

食物交换份
3 交换份的鸭肉

白斩鸭 宜做便当

原料：鸭腿 1 只（150 克左右），葱末、姜末、醋、芝麻、盐、料酒各适量。

做法：

1.鸭腿冷水下锅，放适量姜片、料酒，炖煮 40 分钟。

2.葱末、姜末放入碗中，加入醋、芝麻、盐调成味汁，鸭腿切块，蘸汁食用。

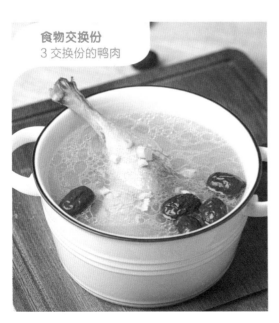

食物交换份
3 交换份的鸭肉

大枣鸭腿汤

原料：鸭腿 1 只（150 克左右），大枣、葱花、盐、姜片、料酒各适量。

做法：

1.鸭肉冷水下锅，加适量姜片、料酒，炖煮 30 分钟。

2.加入大枣，继续炖煮 10 分钟，出锅前加盐调味，撒上葱花即可。

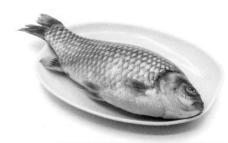

鲫鱼

热量：108 千卡
生糖指数：40　★ ☆ ☆
降糖关键营养素：蛋白质、不饱和脂肪酸

鲫鱼所含的氨基酸种类较全面且易于消化吸收，是糖尿病、心脑血管疾病患者的良好蛋白质来源，常食可增强抗病能力，有助于身体健康。

对并发症的益处

鲫鱼含有少量的脂肪，多由不饱和脂肪酸组成，对于糖尿病并发高脂血症的患者来说是非常好的食疗品。鲫鱼有健脾利湿、和中开胃、活血通络、温中下气的功效，对脾胃虚弱的糖尿病患者有很好的滋补作用。

降糖吃法

鲫鱼吃法多种多样，但清炖鲫鱼汤是糖尿病患者的首选，鲫鱼汤不但味香汤鲜，而且具有较强的滋补作用，能更好地发挥其营养价值。

鲫鱼的营养功效

* 钾离子含量丰富，能够起到防治低钾血症，增加肌肉强度的作用。

* 含有丰富的卵磷脂，能够给大脑补充营养，起到增强记忆力的功效。

* 所含的蛋白质优质齐全，并且易于消化吸收，能够给肝肾疾病、心脑血管病人群提供足够的蛋白质，肝炎、肾炎、高血压、心脏病人群常食鲫鱼是有好处的。

* 每百克鲤鱼中，含维生素 A 25 微克，这对提高视力有益。

营养好搭配

鲫鱼 + 木耳

鲫鱼和木耳搭配食用有补虚利尿的作用，对于糖尿病并发水肿的患者有食疗的作用。

鲫鱼 + 香菇

增强机体免疫功能，有助于平稳血糖。

营养专家提醒

鲫鱼鱼子中胆固醇含量较高，糖尿病患者尽量少吃。

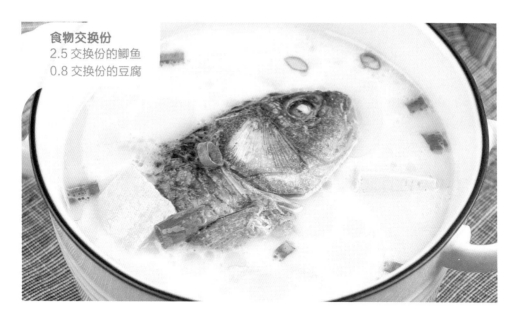

食物交换份
2.5 交换份的鲫鱼
0.8 交换份的豆腐

鲫鱼豆腐汤

原料： 鲫鱼 1 条（200 克左右），豆腐 80 克，葱、姜、盐、油各适量。

做法：

1.鲫鱼收拾干净，彻底洗净，控干水分；豆腐切小块；姜切片，葱切段。

2.炒锅放油加热，放姜片爆香，放入鲫鱼，煎至两面金黄。

3.加入没过鱼身的开水，放入葱段，大火煮 5 分钟后放豆腐，转小火继续煮 20 分钟，出锅前加盐调味即可。

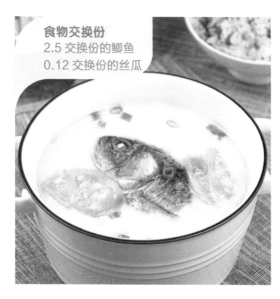

食物交换份
2.5 交换份的鲫鱼
0.12 交换份的丝瓜

丝瓜鲫鱼汤

原料： 鲫鱼 1 条（200 克左右），丝瓜 60 克，葱花、姜片、盐各适量。

做法：

1.鲫鱼洗净，鱼身两侧划十字花刀；丝瓜洗净，切丝。

2.砂锅内放鲫鱼、葱花、姜片，加适量水，炖煮 20 分钟。再下入丝瓜丝，继续煮至丝瓜熟透，加盐调味即可。

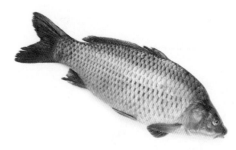

鲤鱼

热量：37 千卡
生糖指数：40 ★ ☆ ☆
降糖关键营养素：蛋白质、不饱和脂肪酸

鲤鱼的蛋白质不但含量高，而且质量也佳，人体消化吸收率可达 96%，是糖尿病患者补充蛋白质的极佳来源。鲤鱼的脂肪多为不饱和脂肪酸，能很好地降低胆固醇，预防糖尿病并发动脉硬化、冠心病等。

对并发症的益处

鲤鱼有补脾健胃、利水消肿的作用，对各种水肿、浮肿、腹胀皆有益，可以缓解糖尿病并发肾病患者的水肿状况。

降糖吃法

鲤鱼与冬瓜、葱白煮汤食用，可以消除糖尿病并发肾病患者的水肿。

鲤鱼的营养功效

★ 含有的 DHA 和 EPA 为不饱和脂肪酸，能够降血脂、抗血栓、降低血液黏稠度。

★ 含有丰富的蛋白质，蛋白质的质量佳，易消化，适合儿童、老人及体弱、脾胃消化功能不佳的人食用，能增强机体免疫力，使人身体强健。

★ 含有维生素 E 成分，具有美容护肤的功效。

★ 含有钙、锌等矿物质元素，可以促进儿童的骨骼生长和智力发育。亦可以预防老年人的骨质疏松。

营养好搭配

鲤鱼 + 冬瓜

冬瓜是能量很低的蔬菜，鲤鱼是能量较低的肉类，二者搭配，营养互补，能量较低，适合糖尿病患者食用。

鲤鱼 + 红豆

红豆皮含大量膳食纤维，可以润肠通便；红豆含有较多的碳水化合物，鲫鱼富含蛋白质，二者搭配，营养互补。此外，红豆和鲤鱼都是传统上认为的利水食物，有助于糖尿病水肿的患者食用。

营养专家提醒

在去除鲤鱼的内脏时，一定要把它的胆完整取出，别让胆汁遗留在鱼肉上面，这不仅是因为会破坏味道，也因为鲤鱼胆汁有毒，对人体有害。

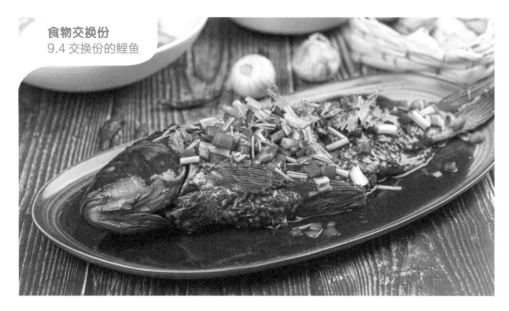

食物交换份
9.4 交换份的鲤鱼

红烧鲤鱼 宜做便当

原料：鲤鱼 1 条（750 克左右），葱、姜、彩椒、香菜、酱油、盐、油各适量。

做法：

1.鲤鱼处理干净，葱、姜、彩椒、香菜洗净、切丁。

2.起锅烧油，放葱、姜爆锅，将鲤鱼下锅煎至两面金黄，加水和酱油焖熟。

3.出锅前加入彩椒、香菜，加少许盐调味，焖 10 分钟即可。

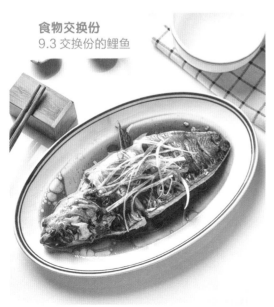

食物交换份
9.3 交换份的鲤鱼

清蒸鲤鱼 宜做便当

原料：鲤鱼 1 条（750 克左右），
　　　姜片、葱丝、蒸鱼豉油、
　　　红椒圈、食用油各适量。

做法：

1.鲤鱼剖洗净，两面打花刀，肚
　内放姜片。蒸锅里水烧开，放
　进去蒸 5 分钟。

2.把第一次蒸出的水倒掉，取出姜
　片，再蒸 5 分钟，关火闷 5 分钟。

3.撒上葱丝、红椒圈，淋上蒸鱼
　豉油，烧一点热油浇在鱼身上
　即可。

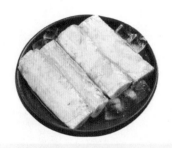

带鱼

热量：127 千卡

生糖指数：40 ★ ☆ ☆

降糖关键营养素：硒

带鱼含有丰富的硒。胰岛素分泌不足的原因之一就是能够产生胰岛素的胰岛细胞受损或其功能没有发挥，而补硒可以保护、修复胰岛细胞，维持其正常分泌胰岛素的功能。

对并发症的益处

带鱼的脂肪含量高于一般鱼类，且多为多不饱和脂肪酸。这种脂肪酸具有降低胆固醇的作用，可保护心血管系统，有利于预防高血压、心肌梗死等心血管疾病。

降糖吃法

带鱼可以红烧，不适合清蒸。红烧时可以多放一些蒜、醋，不放糖，以免增加不必要的热量摄入。

带鱼的营养功效

★ 含有丰富的镁元素，对心血管系统有很好的保护作用，有利于预防高血压病、心肌梗死等心血管疾病。

★ 带鱼的鳞和银白色油脂层中含有一种抗癌成分，经常食用带鱼有防癌的食疗作用。

★ 富含卵磷脂，具有延缓大脑衰老的作用。

★ 带鱼的 DHA 含量高于淡水鱼。DHA 是大脑发育所需要的营养物质，可提高记忆力。

营养好搭配

带鱼 + 木瓜

带鱼可为心血管系统提供丰富的镁；木瓜中的齐墩果成分对高血压、心肌梗死等疾病有益。

带鱼 + 苦瓜

苦瓜是建议糖尿病患者多选用的食物。苦瓜的味道较苦，与带鱼搭配会让苦味减轻，带鱼也变得味道鲜美。

营养专家提醒

带鱼的表面有一层银白色油脂，常被当作鱼鳞而去除，其实这层油脂含有防癌抗癌物质，营养价值很高，不宜去除。

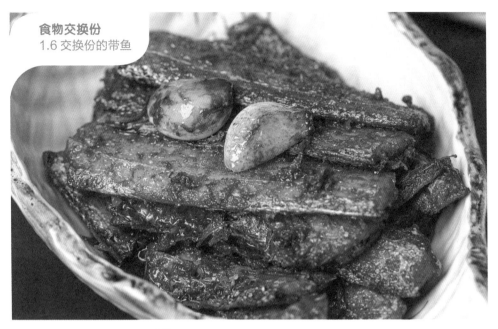

食物交换份
1.6 交换份的带鱼

红烧带鱼 宜做便当

原料：带鱼 160 克，老抽、葱、姜、蒜、醋、盐、花椒、油各适量。

做法：

1.处理好的带鱼切成段；带鱼段入油锅煎至两面金黄。

2.重新起油锅，油烧至七成热时放入花椒，然后放入葱、姜、蒜爆香。放入煎好的带鱼段，放老抽、醋、盐，倒入开水，盖上锅盖，中火炖煮 20 分钟。

3.20 分钟后掀开锅盖，大火收汁，即可出锅。

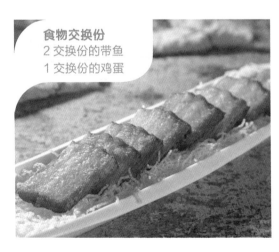

食物交换份
2 交换份的带鱼
1 交换份的鸡蛋

香煎带鱼 宜做便当

原料：带鱼 200 克，鸡蛋 1 个，油、盐各适量。

做法：

1.带鱼洗净、切段；鸡蛋打散。

2.锅内放少量油，带鱼裹上蛋液，下锅煎至两面金黄。

3.装盘时撒上点盐即可。

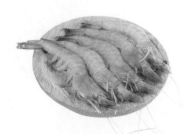

虾

热量：93 千卡
生糖指数：40 ★ ☆ ☆
降糖关键营养素：牛磺酸、镁

虾中含有丰富的牛磺酸，能降低人体血清胆固醇，是维持糖尿病患者血脂正常的好选择。虾中的镁对心脏活动具有重要的调节作用，能很好地保护心血管系统。

对并发症的益处

和鱼肉、禽肉相比，虾的脂肪含量少，在给糖尿病患者提供能量的同时，还能保持血糖平稳。可减少血液中胆固醇含量，防止动脉硬化，同时还能扩张冠状动脉，预防糖尿病合并高血压及心肌梗死。

降糖吃法

糖尿病患者食用虾肉时建议清蒸或者是热炒，这样既保留了蛋白质，又不增加油脂的摄入。不要用油炸的方法。

虾的营养功效

＊所含的牛磺酸能够降低血压和胆固醇，有益心血管健康。

＊含有铜，铜对于血液、中枢神经、免疫系统以及内脏等维持正常功能有重要影响。

＊含虾青素，其抗氧化作用远远超过维生素 E，可以有效对抗衰老。

营养好搭配

虾 + 番茄

虾能促进胰岛素分泌，番茄中的番茄红素可以提高胰岛细胞的活力，两者搭配有利于控制血糖，又能防癌美容。

虾 + 莴笋

虾中富含调节糖代谢的硒元素，而莴笋中含有较丰富的胰岛素激活剂——烟酸，两者搭配不仅营养上相互补充，味道也很鲜美。

营养专家提醒

虾是比较容易引起过敏的食物，可能会造成过敏性鼻炎或皮疹等。如果平时对虾的蛋白质过敏，则应慎食。

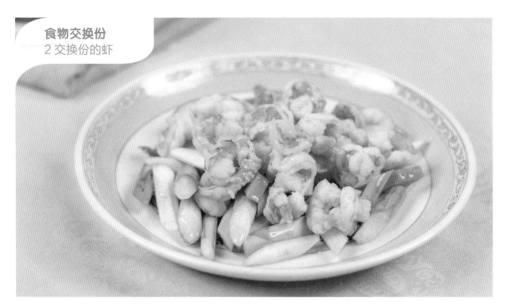

食物交换份
2 交换份的虾

芦笋炒虾球

原料：虾仁 160 克，芦笋 50 克，姜丝、蒜片、淀粉、白胡椒粉、料酒、盐、油各适量。

做法：

1.虾仁洗净去虾线；芦笋洗净、切段。

2.虾仁用盐、白胡椒粉、料酒腌制，再用淀粉拌匀。

3.锅内热油，把虾仁略炒至变色后盛出。

4.锅留底油烧热，放入姜丝、蒜片爆香，倒入芦笋，再放入虾仁翻炒，加盐调味即可。

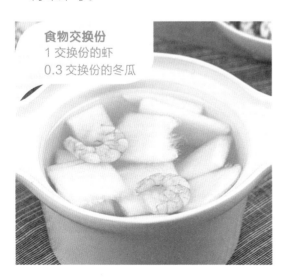

食物交换份
1 交换份的虾
0.3 交换份的冬瓜

虾仁烩冬瓜

原料：虾仁 80 克，冬瓜 150 克，盐适量。

做法：

1.虾仁洗净；冬瓜去皮、瓤，洗净，切块。

2.锅内放入冬瓜块、虾仁和适量水煮 30 分钟，用盐调味即可。

鸡蛋

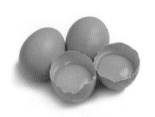

热量：144 千卡
生糖指数：30 ★ ☆ ☆
降糖关键营养素：维生素、卵磷脂

鸡蛋含丰富的容易吸收的优质蛋白质及 B 族维生素，既可作为主餐、副食，也可作为加餐食用。每日吃一个鸡蛋不仅可以供给机体营养，还有预防心血管疾病的作用。

对并发症的益处

鸡蛋是一种营养价值很高的食物，富含优质蛋白质。蛋黄中还富含多种维生素和卵磷脂，卵磷脂是一种强乳化剂，有利于阻止胆固醇和脂肪在血管壁的沉积。因此，不能单纯以蛋黄中的"高胆固醇"来否定它，而要全面衡量鸡蛋的营养价值。

降糖吃法

如果是单纯的血糖升高，血压、血脂都正常，是可以吃鸡蛋的，但尽量不要油煎或油炸，煮、蒸、炖均可。如果是糖尿病合并高脂血症、冠心病或脑血管病、肾脏病的患者，则要视血胆固醇的高低来判断每天吃 1 个鸡蛋，还是每两天吃 1 个好。

鸡蛋的营养功效

* 富含 DHA 和卵磷脂、卵黄素，对神经系统和身体发育有利，能健脑益智，改善记忆力，并促进肝细胞再生。

* 含有丰富的蛋白质、脂肪、维生素和铁、钙、钾等人体所需要的营养素，蛋白质为优质蛋白，对肝脏组织损伤有修复作用。

营养好搭配

鸡蛋 + 番茄

两者配合具有抗坏血病、润肤、保护血管、降血压、助消化等作用，还可以健脑、抗衰老，预防动脉粥样硬化。

鸡蛋 + 虾仁

降低血清胆固醇，预防动脉硬化，能扩张冠状动脉，有利于防治高血压及心肌梗死。

营养专家提醒

鸡蛋本身含有鲜味物质谷氨酸，因此炒鸡蛋的时候可以不放味精，否则会破坏和掩盖鸡蛋原有的鲜味。

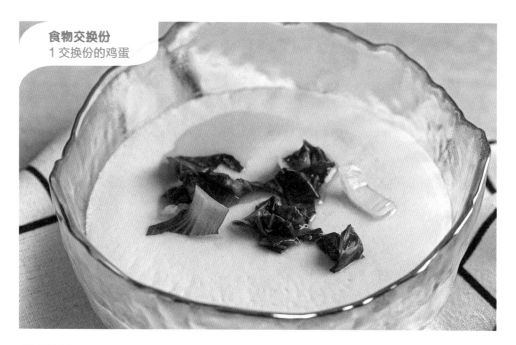

食物交换份
1 交换份的鸡蛋

蒸蛋羹

原料：鸡蛋 1 个，青菜、盐、生抽、香油各适量。

做法：

1.鸡蛋放在蒸碗中打散，青菜焯熟，切碎。

2.蛋液中加 50 克的温水，一边加水一边顺时针搅拌均匀，撇去表面泡沫。

3.蒸锅加水烧开后，放入鸡蛋蒸 10 分钟左右。

4.取出蛋羹，放入青菜碎、盐、生抽、香油即可。

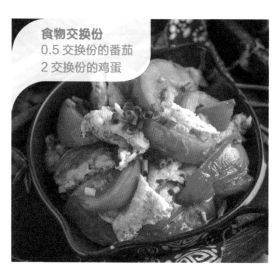

食物交换份
0.5 交换份的番茄
2 交换份的鸡蛋

番茄炒鸡蛋 宜做便当

原料：番茄 250 克，鸡蛋 2 个，
葱花、盐、油各适量。

做法

1.鸡蛋打散；番茄洗净，切块。

2.起锅烧油，将蛋液炒至金黄。

3.锅中留底油，放入番茄块翻炒。

4.待番茄出汁，放盐和炒好的鸡
蛋，翻炒均匀，撒上葱花即可。

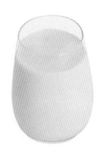

牛奶

热量：54 千卡
生糖指数：27.6 ★ ☆ ☆
降糖关键营养素：钙

　　牛奶中含钙较高，是豆浆的 10 倍，在体内极易被吸收，相比其他食物，钙的吸收率比较高，老年糖尿病患者更容易出现骨质疏松，应经常饮用牛奶补钙。

对并发症的益处

　　牛奶中含有人体必需的 8 种氨基酸，消化吸收率高达 87%~89%，适合体质较弱的糖尿病患者饮用。

降糖吃法

　　糖尿病患者需要选用无糖的酸奶，血脂高的应选脱脂或半脱脂牛奶或酸奶。

牛奶的营养功效

* 牛奶还能中和胃酸，防止胃酸对溃疡面的刺激，经常饮用牛奶对消化道溃疡，特别是胃及十二指肠溃疡有一定的保护作用。

* 牛奶中的钙最容易被吸收，而且磷、钾、镁等多种矿物搭配也十分合理，孕妇应多喝牛奶，绝经期前后的中年女性常喝牛奶可减缓骨质流失。

营养好搭配

牛奶 + 大枣

牛奶中缺乏维生素 C；而大枣中维生素 C 含量较高，二者搭配对贫血、气血不旺者颇有疗效。

牛奶 + 苹果

二者搭配可增强抵抗力，增强毛细血管的弹性，对于动脉硬化、高血压患者来说非常适合。

营养专家提醒

苋菜、菠菜等富含草酸的食物不宜与牛奶同食。草酸会与牛奶中的钙结合，形成不易分解吸收的草酸钙，影响人体对钙的吸收和利用。

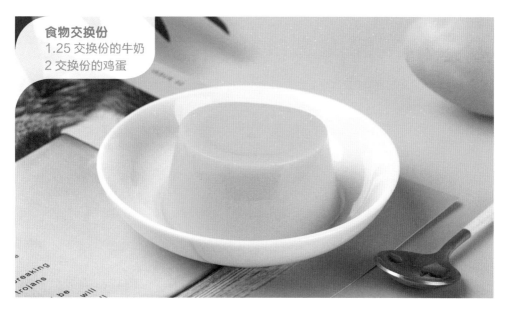

食物交换份
1.25 交换份的牛奶
2 交换份的鸡蛋

牛奶布丁

原料：牛奶 200 克，鸡蛋 2 个，吉利丁适量。

做法：

1.将鸡蛋磕入碗中搅散。

2.倒入牛奶，加入吉利丁，搅拌均匀。

3.放入容器中，盖上保鲜膜，蒸锅烧开后上锅蒸 10 分钟左右即可。

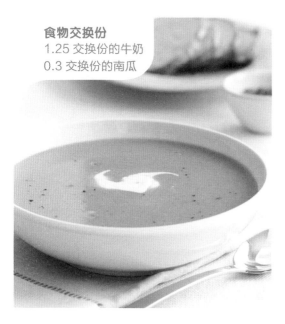

食物交换份
1.25 交换份的牛奶
0.3 交换份的南瓜

牛奶南瓜羹

原料：牛奶 200 克，南瓜 100 克。

做法：

1.南瓜去皮、去子，切成小块，上锅蒸熟，放凉后捣成泥状。

2.将南瓜泥倒入小锅中，倒入牛奶搅拌均匀，小火烧开即可。

专题：不同肉类的热量差异

肉类中含有动物性脂肪，肉的部位不同，所含热量也会有很大差异，了解不同部位肉的热量，在食用时讲究方法，对糖尿病患者控制热量摄入有一定的帮助。

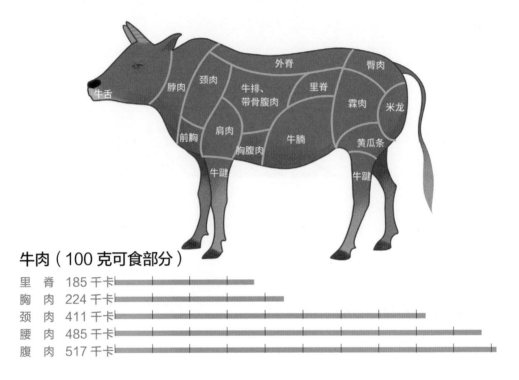

牛肉（100 克可食部分）

里　脊　185 千卡
胸　肉　224 千卡
颈　肉　411 千卡
腰　肉　485 千卡
腹　肉　517 千卡

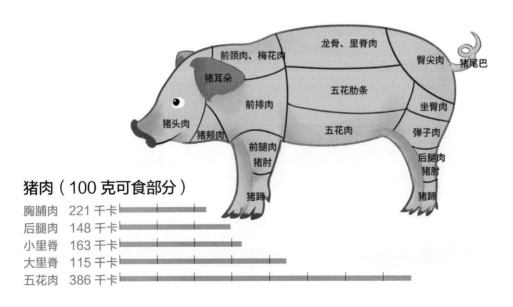

猪肉（100 克可食部分）

胸脯肉　221 千卡
后腿肉　148 千卡
小里脊　163 千卡
大里脊　115 千卡
五花肉　386 千卡

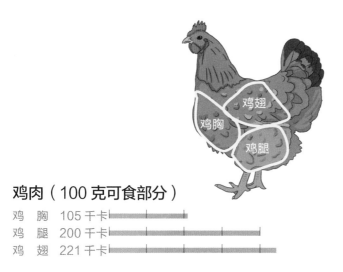

鸡肉（100 克可食部分）

鸡 胸	105 千卡
鸡 腿	200 千卡
鸡 翅	221 千卡

鱼肉的热量虽然要低于猪肉和牛肉，但不同种类的鱼的热量也是大不相同。

鱼肉（100 克可食部分）

鳕　鱼	88 千卡
黄　鳝	89 千卡
沙丁鱼	89 千卡
泥　鳅	96 千卡
罗非鱼	98 千卡
黄花鱼	99 千卡
鲢　鱼	104 千卡
鲈　鱼	105 千卡
比目鱼	107 千卡
鲫　鱼	108 千卡
鲤　鱼	109 千卡
草　鱼	113 千卡
鳜　鱼	117 千卡
青　鱼	118 千卡
鲅　鱼	121 千卡
带　鱼	127 千卡
鲶　鱼	146 千卡
鳗　鱼	181 千卡
鱼子酱	201 千卡

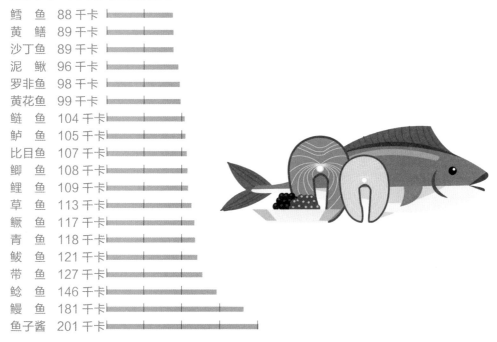

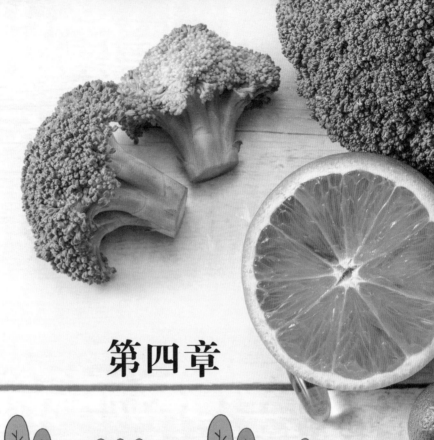

第四章

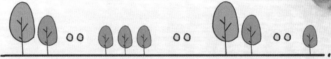

药食同源细调理

中药可以通过改善糖尿病患者身体内环境来提高人体组织的自我修复能力，从而对抗糖尿病。糖尿病的主要症状是口渴多饮，多食而消瘦、多尿或尿浑浊，运用中药材与药膳相结合的疗法，能在一定程度上减缓糖尿病进程、缓解糖尿病症状，起到调养的作用。

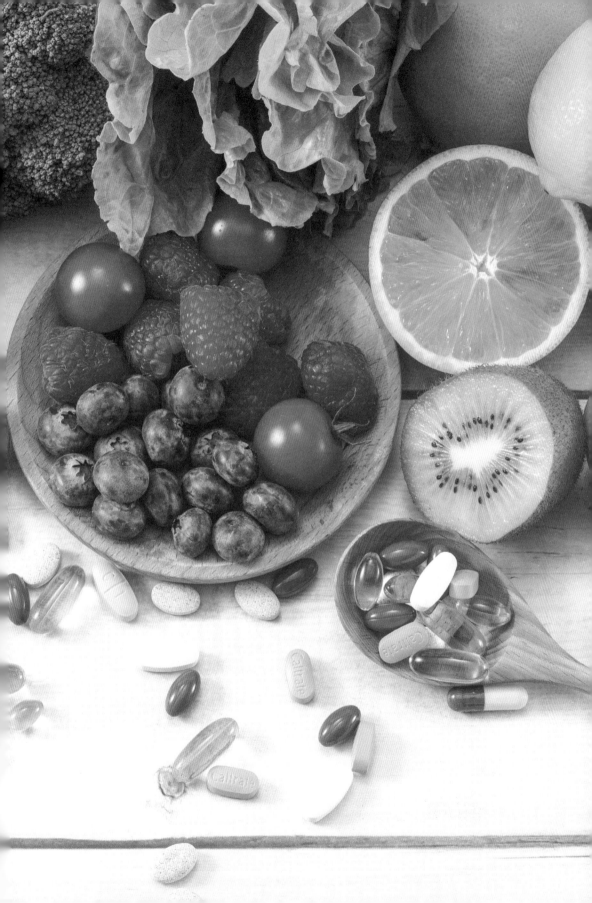

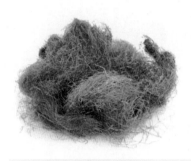

玉米须

用法：煎服

用量：每日 15~30 克

性味归经：甘，平；归膀胱、肝、胆经

降糖关键营养素：皂苷、多糖

玉米须中的皂苷类物质发挥了降糖作用，其中的多糖也能调控血糖，促进肝糖原的合成。

对并发症的益处

玉米须的利水消肿作用特别好，对糖尿病患者并发水肿、小便不利都有很好的效果。

玉米须还可以平肝、利胆、消炎，有胆囊疾病的糖尿病患者也可以选用玉米须作为食疗食物。

人群须知

适宜人群：糖尿病患者、胆结石患者、癌症患者、小便不利。

慎食人群：尿频尿急、口干舌燥者。

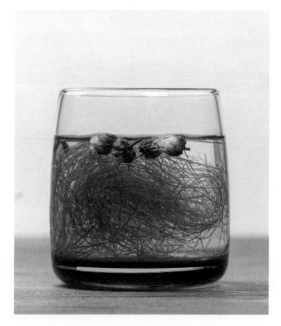

明目降糖茶

原料：玉米须、菊花各适量。

做法：

1.玉米须和菊花洗干净。

2.锅里放清水，大火烧开，放入玉米须和菊花，改小火煮 10 分钟即可。

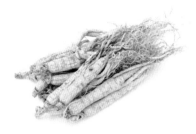

西洋参

用法：煎汤、含服、泡水
用量：每日 3~5 克
性味归经：味甘、微苦，性凉；归肺、心、肾、脾经
降糖关键营养素：西洋参皂苷

西洋参中的西洋参皂苷既可以降低过高的血糖，又能够升高过低的血糖，具有双向调节的作用。

对并发症的益处

中医上称糖尿病为消渴症，诊断中最重要的一条为中气不足，而西洋参则是补气、生津、安神的一味中药。

西洋参具有多种保健功能，可以改善心肌功能、预防动脉硬化、抗疲劳、降血糖、促进造血、增强免疫力等。

人群须知

适宜人群：糖尿病患者、冠心病患者、慢性胃病患者。
慎食人群：肠胃湿寒、肿瘤患者。

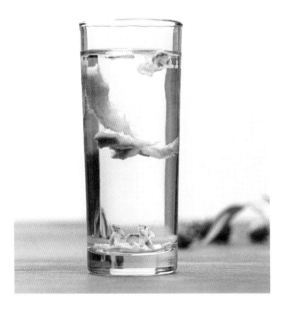

西洋参陈皮茶

原料：西洋参 3 片，陈皮 5 块。
做法：

1. 陈皮用清水洗干净，西洋参和陈皮放入茶杯，先加一半开水，泡 5 分钟。
2. 再加适量开水，再泡 5 分钟即可。

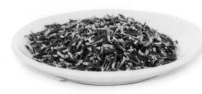

莲子心

用法：煎服、泡水

用量：每日 3~5 克

性味归经：味苦，寒；归心、肾经

降糖关键营养素：莲心碱

> 莲子心中的有益成分能够帮助机体维持蛋白质、脂肪、糖类的代谢和保持体内的酸碱平衡。

对并发症的益处

莲子心中的莲心碱有明显的强心作用，能扩张外周血管，降低血压。对糖尿病并发高血压和心血管疾病的患者来说，常喝莲心茶有保健功效。

人群须知

适宜人群：糖尿病患者、癌症患者、高血压患者。

慎食人群：体质偏寒、大便干结者。

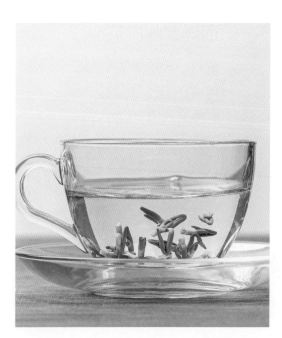

莲子心茶

原料：干莲子适量。

做法：

1. 干燥的莲子泡发后，用牙签从莲子中间穿过，带出莲子心，或者掰开莲子，取出莲子心。

2. 取适量莲子心直接用开水冲泡。或者将新鲜的莲子心阴干，每次取 2 克左右泡水。

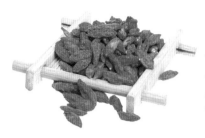

枸杞子

用法：生食、煲汤、泡水
用量：每日 6~15 克
性味归经：性平，味甘；归肝、肾经。
降糖关键营养素：枸杞多糖

枸杞子中含有一种成分叫作枸杞多糖，它可以增强人体内胰岛素的敏感性，从而达到平稳血糖的效果。

对并发症的益处

枸杞子是药食同源的食物之一，它所含的枸杞多糖是一种水溶性多糖。

枸杞多糖具有改善新陈代谢、调节内分泌、促进蛋白质合成、抑制胆固醇及甘油三酯的功能，是减少糖尿病并发高脂血症的好选择。

人群须知

适宜人群：糖尿病患者、慢性肝炎患者、癌症患者。

慎食人群：感冒发热者。

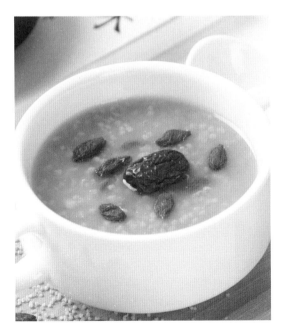

枸杞子粥

原料：枸杞子 30 克，小米、大枣各适量。

做法：

1. 枸杞子、小米、大枣分别洗净。
2. 锅内加水煮开，放入小米煮至黏稠。
3. 放入枸杞子和大枣，再继续煮10 分钟即可。

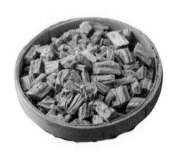

桔梗

用法：煎服或烧灰外敷
用量：每日 3~10 克
性味归经：苦、辛，平；归肺经
降糖关键营养素：桔梗皂苷

桔梗中的桔梗皂苷可以抑制血糖上升，能刺激胃黏膜，引起轻度恶心，反射性引起支气管腺体分泌增多，稀释痰液，而发挥祛痰作用。

对并发症的益处

桔梗中的提取物有抑制血糖升高的作用，桔梗皂苷则可降低体内胆固醇的含量，增加胆固醇和胆酸的排出，对于糖尿病患者有很大的益处。

桔梗具有调节免疫力、抗炎、祛痰、保肝、镇痛、降血脂、降压、抗氧化等功效。桔梗还能促进胰酶的分泌，有助于消化。

人群须知

适宜人群：糖尿病患者，咳嗽痰多、咽喉肿痛者。

慎食人群：脾胃虚弱者。

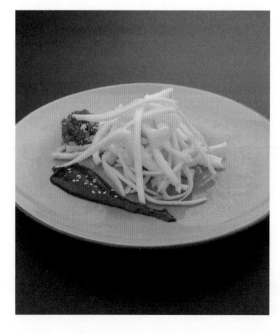

凉拌桔梗

原料：新鲜桔梗 200 克，盐、油各适量。

做法：

1.桔梗洗净、刮皮，撕成条。

2.用盐拌匀桔梗条，反复揉搓去苦味。搓过的桔梗条在清水中浸泡 2 小时，换 2 次水。捞出桔梗条，挤干水分，再用盐拌匀腌 10 分钟左右。

3.起锅烧油，趁热浇在桔梗上，拌匀即可。

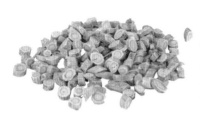

黄芪

用法：煲汤、泡水

用量：每日 9~25 克

性味归经：甘，微温；归肺、脾、肝、肾经。

降糖关键营养素：黄芪多糖

含有黄芪多糖，可以有效改善糖耐量，增强胰岛细胞敏感性。同时具有双向调节血糖的作用。

对并发症的益处

黄芪中含有的 γ-氨基丁酸和黄芪皂苷，可以双向调节血压，对糖尿病并发高血压有功效。

黄芪有利尿的作用，能够防止水肿、缓解蛋白尿，可延缓肾脏组织的纤维化、硬化，对糖尿病合并肾病有一定的防治作用。

人群须知

适宜人群：糖尿病患者、高血压患者、肾病患者、癌症患者、免疫力差者。

慎食人群：感冒发热者。

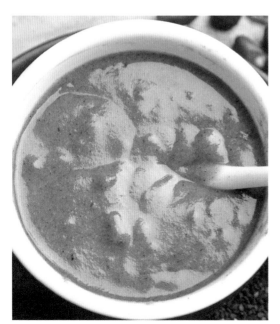

黄芪芝麻糊

原料：黑芝麻 30 克，黄芪 15 克。

做法：

1.将黄芪煎取汁液，去渣。

2.黑芝麻淘洗干净。

3.将黑芝麻、黄芪汁放入豆浆机中，打成米糊，即可食用。

第五章

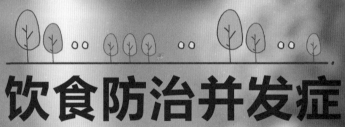

饮食防治并发症

　　糖尿病是以慢性高血糖为特征的终身性代谢性疾病。长期的血糖增高，会使大血管、毛细血管受损并危及心、脑、肾、神经、眼睛、足等，是目前已知并发症最多的一种疾病。所以，预防糖尿病的并发症对糖尿病患者来说至关重要。

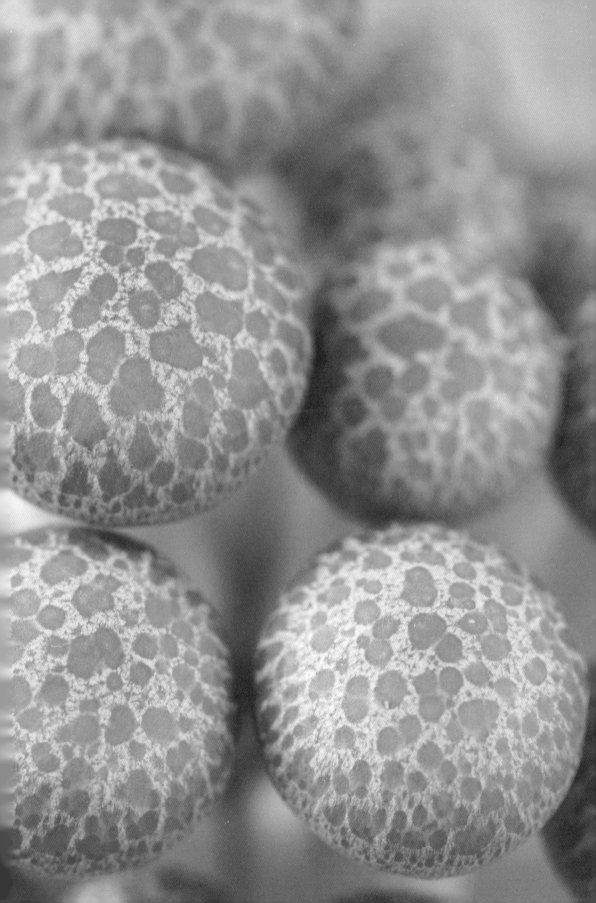

糖尿病并发高血压

糖尿病患者高血压的发生率明显高于一般人群，而且发生率随着糖尿病患者年龄的增加而增高。糖尿病并发高血压的最大危险是加速了大动脉粥样硬化，这是糖尿病患者因冠心病致死的重要危险因素。

糖尿病并发高血压患者饮食宜忌

宜

★ 控制热量的摄入，与单糖相比，更提倡吃复合糖类，如红薯、玉米、粗杂粮等。

★ 适量摄入蛋白质，可改善血管弹性和通透性，增加尿钠排出，从而降低血压。

★ 多吃含钾、钙丰富而含钠低的食物，如奶制品、豆制品、虾皮、海带、木耳、核桃、鸡蛋等。

★ 多吃新鲜蔬菜、水果，蔬菜、水果含有丰富的钾，能调节人体内的电解质平衡。

忌

★ 限制脂肪的摄入，少食动物脂肪、不食动物内脏等。

★ 限制盐的摄入量，每日应逐渐减至 6 克以下，即普通啤酒盖去掉胶垫后，一瓶盖食盐约为 6 克。

★ 忌烟，香烟中的尼古丁能刺激心脏和血管，使血压升高，加速动脉粥样硬化的形成。

食疗方

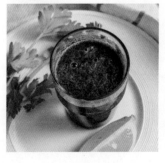

鲜芹菜汁

原料： 鲜芹菜 250 克。

做法： 将芹菜洗净，氽烫 2 分钟，取出后切碎榨汁。每次服 1 小杯，每日 2 次。

功效： 该汁具有清热利湿、凉血平肝、降压降脂的功效。

糖尿病并发冠心病

糖尿病心血管疾病的发生率明显高于非糖尿病患者，且发展较快。糖尿病并发冠心病与饮食营养有直接或间接关系，重视合理的膳食是防治该病的重要措施之一。

糖尿病并发冠心病患者饮食宜忌

宜

★ 少吃多餐，努力达到并保持理想体重，特别应避免肥胖。注意养成少吃多餐的习惯，减少高热量食物，如甜点等的摄入。

★ 在烹调方式上，多用清蒸、凉拌、炖、煮、烩等，禁用油炸、油煎等烹调方法。

★ 摄入微量元素碘，可以减少胆固醇在血管壁上的沉积，防止动脉粥样硬化的形成。可经常食用海带、紫菜等海产品。

忌

★ 少吃脂肪，减少膳食中的脂肪量，特别应减少动物脂肪量。

★ 限制胆固醇，减少胆固醇摄入量。富含胆固醇的食物多为动物内脏。可用豆类及豆制品替代，这样既减少了胆固醇摄入量，又提供了优质的植物蛋白。

★ 减少钠盐摄入量。由于高血压是发生冠心病的重要因素，因此积极控制血压，坚持低盐饮食，在防治冠心病方面显得有特殊的意义。

食疗方

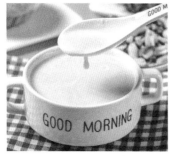

核桃花生饮

原料：核桃仁 20 克，花生仁 50 克。

做法：将核桃仁捣碎。把核桃仁和花生仁一同放入榨汁机中，并加入适量的水。启动榨汁机，榨成汁即可。

功效：降低血脂，适用于糖尿病性冠心病。

糖尿病并发肾病

肾脏是人体的过滤器，通过尿液排泄出人体多余的水分、盐分及代谢废物。肾脏的过滤排泄功能是由肾脏内数量众多的肾小球组织来实现的。肾小球是一团毛细血管网，糖尿病患者过高的血糖会损伤血管，使肾小球的过滤功能逐渐减弱，造成肾功能衰竭。

糖尿病并发肾病患者饮食宜忌

宜

★ 优质低蛋白饮食，以免加重肾脏的负担。

★ 低盐饮食，不仅有利于血压的控制，更有利于早期肾病的控制及减轻水肿的症状。

★ 高纤维饮食，有利于保持大便通畅，维持人体代谢平衡。

忌

★ 限制脂肪及高胆固醇的摄入量，可选用植物油代替动物油。

★ 限制高嘌呤的食物。大量的嘌呤在机体中代谢会加重肾脏的负担，如一些肉汤、沙丁鱼及动物内脏等都含有大量的嘌呤，应该严格限食。

★ 高钙低磷饮食，肾脏损害时，磷的排泄会减少，导致血磷升高。血中钙的浓度会降低，容易出现骨质疏松。

山药木耳小炒

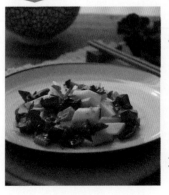

食疗方

原料： 山药、水发木耳、胡萝卜各50克，盐、油各适量。

做法： 山药洗净、去皮，切片；木耳洗净；胡萝卜洗净、去皮，切片。锅中放油烧热，倒入山药片、胡萝卜片一起翻炒。炒至胡萝卜断生，放入木耳和少许水，翻炒3分钟，出锅前加盐调味即可。

功效： 固肾排毒，对于肾脏有一定的滋补功效。

糖尿病并发眼病

　　糖尿病并发眼病是糖尿病最为常见的慢性并发症之一，长期控制不佳或波动大会加重视网膜病变恶化。对于患病时间长或者曾经中断过治疗的糖尿病患者，如果血糖波动过于激烈，有可能产生低血糖，并导致视力减退甚至失明。

糖尿病并发眼病患者饮食宜忌

宜

＊每周至少吃一次动物肝脏，但合并痛风、血脂异常的患者应少吃或不吃。

＊合并青光眼的患者一次饮水量不宜过多，应少量多次饮用。

＊糖尿病性眼病患者可适当多饮有养肝明目作用的茶，如决明子茶、枸杞子茶。

忌

＊忌食辛辣食物，少吃或不吃动物脂肪及过于油腻的食物。

＊忌饮浓茶、咖啡。

＊主食不宜吃得过精，建议吃些全麦食品，如全麦面包、全麦饼干、燕麦粥或全麦粉等。

食疗方

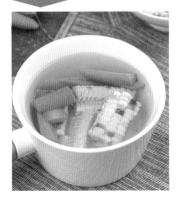

胡萝卜玉米汤

原料： 胡萝卜80克，玉米200克，鸡汤300克，盐适量。

做法： 玉米切段，胡萝卜切大块，放入锅中，倒入鸡汤，煮熟后加盐调味即可。

功效： β-胡萝卜素可预防视网膜病变和夜盲症的发生。玉米中的叶黄素和玉米黄素可有效预防老年黄斑性病变、白内障等眼疾。

糖尿病并发脂肪肝

糖尿病并发脂肪肝在日常生活中也很常见，原因在于糖尿病患者体内缺少胰岛素，葡萄糖的代谢受到了影响，而脂肪分解代谢变快，血中的脂肪酸增多，而大量的脂肪酸又被肝脏吸收，所以容易以脂肪的形式在肝内堆积，从而形成脂肪肝。

糖尿病并发脂肪肝患者饮食宜忌

宜

* 糖尿病并发脂肪肝患者宜限制能量摄入，减少体重和腹部脂肪。应选用低能量食物，如蔬菜、瘦肉、豆腐等。

* 宜吃富含维生素及微量元素的食物。微量元素硒与维生素 E，有调节血脂代谢，阻止脂肪肝形成及提高机体抗氧化能力的作用，如瘦肉、蛋类及海产品等硒和维生素 E 的含量较高。

忌

* 忌过量摄食、暴饮暴食、随意摄取零食以及过分追求高营养和调味浓的食物，晚饭应少吃，临睡前切忌加餐，避免加重肝脏的负担。

* 忌油炸煎烤食物，尤其是一些脂肪类食物。如猪排、牛排、羊肉串、炸花生等，经炸烤、油煎后，会产生一种化学物质——丙烯醛，经血流循环至肝脏后，会损害肝细胞。

食疗方

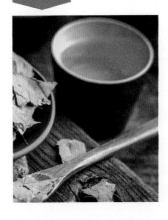

荷叶茶

原料：干荷叶 9 克

做法：将干荷叶搓碎，置锅内，加适量清水，煮沸后去渣取汁即可。代茶频饮，连服两三个月。

功效：降脂，化浊，适用于各种类型脂肪肝的保健治疗，须长期坚持服用。

糖尿病并发糖尿病足

糖尿病足是糖尿病比较典型的一种并发症，如果糖尿病患者感觉到脚干并且发痒，很大可能是糖尿病足的发作前兆。糖尿病足出现的原因是血管出现栓塞，继而导致了末端神经发生病变。

糖尿病并发糖尿病足患者饮食宜忌

宜

* 提倡多吃富含膳食纤维的食物，如芹菜、韭菜、豆芽、萝卜、粗粮等。

* 在总热量固定的前提下，优选升糖指数低的食物，因为升糖指数低的食物在消化道停留时间长，葡萄糖释放缓慢、吸收率低，可抑制血液游离脂肪酸水平和拮抗激素的反应。

* 通过增加蔬菜水果的种类，达到摄入充足维生素和矿物质的目的。

忌

* 限制富含饱和脂肪酸的动物脂肪的摄入。

* 忌饮酒。

* 减少食物中胆固醇的摄入。不吃或者少吃动物内脏，如肝、脑、腰子等。虾皮、蟹黄、肥肉、猪皮等也应少吃或不吃。

食疗方

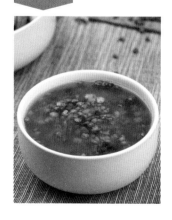

绿豆荞麦粥

原料： 荞麦仁、绿豆各 50 克。

做法： 将荞麦仁洗干净，再用冷水泡透；将绿豆择去杂质，洗净，用温水浸泡。再往锅内放入清水，加入绿豆烧开略煮，再加入荞麦仁搅匀，小火煮熟即可食用。

功效： 可降低胆固醇，限制胆固醇的摄入是预防糖尿病足很重要的饮食原则。

附录
糖尿病患者用药指南

被确诊为 2 型糖尿病后，糖尿病患者应先采用饮食及运动疗法治疗 3 个月左右，经复查，如血糖仍然不能得到很好的控制，就需要口服降糖药了。

糖尿病患者需要终生用药，才能控制病情和保证良好的生活质量。所以，有必要了解一些关于药物的知识。但药物的使用一定要在医生的指导下进行。

磺脲类降血糖药

磺脲类降血糖药是通过促进胰岛素分泌发挥作用的。

主要包括：优降糖（格列本脲）、美吡达、优达灵（格列吡嗪）、达美康、孚来迪（格列齐特）、糖适平（格列喹酮）、亚莫利（格列苯脲）等。

双胍类降糖药

双胍类药是肥胖型糖尿病患者有效的一线用药。双胍类药物单用不会引起低血糖。

主要包括：格华止、美迪康、甲福明、立克糖等，主要成分都为二甲双胍。

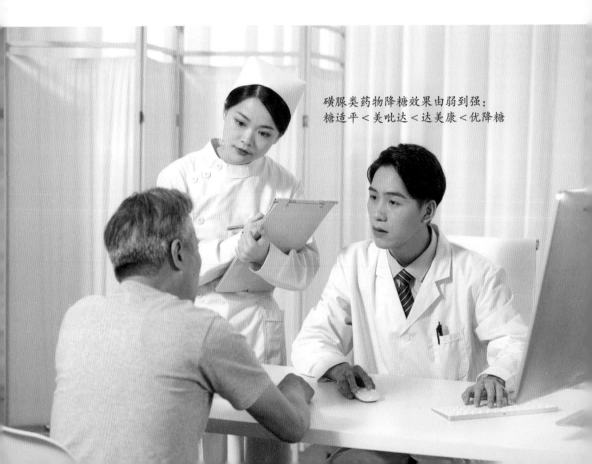

磺脲类药物降糖效果由弱到强：
糖适平＜美吡达＜达美康＜优降糖

α-葡萄糖苷酶抑制剂

这类药能延缓淀粉、蔗糖及麦芽糖在人体内分解为葡萄糖，从而降低餐后血糖。

主要包括：拜糖苹（阿卡波糖）、倍欣（伏格列波糖）、噻唑烷二酮、艾汀（吡格列酮）。

非磺脲类促胰岛素分泌剂

非磺脲类促胰岛素分泌剂可以使餐后的胰岛素水平明显升高，特别适合生活不规律的糖尿病患者，效果比磺脲类药物要好，且副作用低于磺脲类药物。

主要包括：唐力（那格列奈）、诺和龙（瑞格列奈）。

胰岛素

胰岛素治疗糖尿病，对肝、肾、胃、肠影响最小，能使糖尿病的病情得到最好的控制，提高生活质量。

主要包括：短效胰岛素（国产的普通胰岛素或中性胰岛素注射液，进口的诺和灵R和优泌林R）、中效胰岛素、长效胰岛素（国产的精蛋白锌胰岛素）、预混胰岛素（诺和灵30R、诺和灵50R、优泌林70/30）。

哪些人需要使用胰岛素治疗?

＊1型糖尿病患者。

＊准备怀孕的2型糖尿病患者或患有妊娠糖尿病的孕妈妈。

＊刚做完大手术的糖尿病患者。

＊糖尿病酮性酸中毒或出现糖尿病高渗昏迷的患者。

＊糖尿病合并视网膜病变、并发肾病、合并神经病变的患者。

＊对口服降糖药过敏的患者。

开始胰岛素治疗前，应加强对糖尿病的了解，在医生的指导下制定药物剂量。

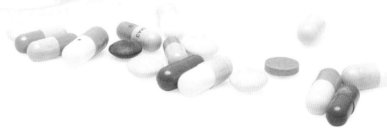

糖尿病患者的运动方案

科学合理的运动能提高胰岛素的敏感性。在运动中，人体会利用较少的胰岛素来完成糖代谢，减少内脏中蓄积的脂肪，改善2型糖尿病患者常见的胰岛素抵抗，还能使血脂恢复正常。

运动时间安排

早餐后是一天中血糖最高的时刻，故安排在早餐后1小时运动最佳（从第一口饭算起）。每天坚持运动益处最大，每周不能少于3次，每次需坚持30~60分钟。

运动强度安排

运动时的心率是判断运动强度的重要指标，通过运动心率来确定你的运动量的大小。

最大安全运动心率=170-年龄

例：小王的年龄是55，那么他的运动强度即运动心率170-55=115次/分，小王在跑步、步行时的心率每分钟约105次左右，就达到了运动强度。

注意：运动后可能会胃口大开，但运动绝不是大吃大喝的借口，饮食上还是要注意控制，要有规律地进行营养和能量的补充。

运动类型选择

要根据自己的条件和周围的环境，因地制宜地选择运动项目，尽量选择安全便利的运动形式，如下运动可供选择。

轻度运动：购物、散步、广播操、太极拳。

中度运动：快走、慢跑、骑车、上下楼梯、健身操。

强度运动：快跑、跳绳、爬山、游泳、球类。

注意：对血糖不稳定、波动较大者一般不主张进行持续时间长和运动量大的运动；伴有心脏病者不主张选择中等强度以上的运动；伴有肥胖和膝关节疾病者也不主张进行中等强度以上的需要下肢承重的运动。

运动注意事项

* 糖尿病患者在实施运动方案之前，最好到医院进行一次全面系统的检查，包括血压、血糖、糖化血红蛋白、心电图、眼底、肾功能等检查。有时心功能检查也有必要。

* 正式运动前要做好 10~15 分钟的热身运动，如伸腰、抬腿、慢走等，使肌肉活动起来，避免肌肉拉伤。

* 应选择安全的运动场地，寻找合得来的运动伙伴，避免单独一人运动。

* 结束时不要突然停止，应逐渐放慢节奏，做 10 分钟左右的恢复活动再坐下来休息，必须注意逐渐增加运动量和强度，循序渐进。

* 为防止发生意外，运动时要随身携带记录有本人姓名、年龄、家庭住址及联系电话的糖尿病病情卡。

* 注意心率的变化及自我感觉，如感觉身体状况不好，应立即停止运动，并寻求他人救助。

* 随身携带几块糖果，以备发生低血糖时及时补充糖分。

不宜参加运动治疗的人群

* 1 型糖尿病、胰岛素严重缺乏的患者。这类人群在运动中和运动后肝糖原和肌糖原会加速分解，导致血糖升高，脂肪分解增加，容易产生酮体，严重时可能导致糖尿病酮症酸中毒。

* 合并糖尿病急性并发症的患者，如酮症酸中毒，伴发急性感染的时候。糖尿病视网膜病变、有眼底出血倾向的患者，运动后由于血压升高、血流加速，会发生或加重眼底出血。

* 糖尿病肾病患者，运动可以使肾血流量减少，尿蛋白和尿素氮含量增加，加重肾脏病情。

* 心、肺功能不全，有高血压和缺血性心脏病的患者。这类人运动时血压上升，心脏缺血加重，容易诱发心绞痛和心肌梗死，或导致脑血管病发生，甚至有猝死的危险。

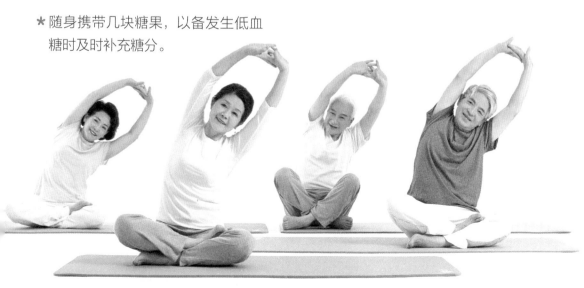

中医按摩缓解糖尿病症状

按摩具有益肾固气、健脾和胃、通经活络的作用，可以增加胰岛素的分泌，加速糖的利用，并降低糖的吸收，改善糖尿病患者的微循环。

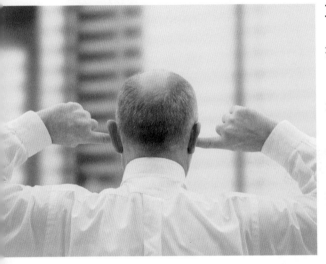

耳部按摩方法

提拉耳尖

用双手的拇指、食指捏住耳尖，先揉捏至发热，再往上提拉20次。

摩耳轮

食指弯曲沿耳朵形状放在耳轮上，拇指在耳后，上下摩擦至发烫，再向外拉20次。

下拉耳垂

食指弯曲，指关节在耳垂前侧，拇指放在耳垂后面，先揉捏至发热，然后再向下拉20次。

揉压耳窝

耳窝是耳眼（即外耳道开口边）周围的凹陷处，用拇指或食指揉压至发热，然后揉压上边的凹陷处至热，再来回摩擦20次。

双手拉耳

左手绕过头顶拉右耳朵20次，同样，右手绕过头顶拉左耳20次。

按摩全耳

两手掌心相对，摩擦发热后，向后搓耳正面5次，再向前搓耳背面5次。

手部按摩方法

1. 右手手掌放在左手手背上，手掌平伸，然后右手掌摩擦左手的手背，稍用力，摩擦30次，然后交换双手。
2. 两手掌心相对，十指交叉，从指尖到指根搓30次。
3. 用左手的拇指和食指揉右手指关节，每个关节揉10次。然后换右手揉左手关节各10次。
4. 双手十指交叉握紧，用力挤压手指，然后放松，算1次，重复30次。
5. 双手十指的指尖相对敲击30次。

经常按摩双手，可以改善血液微循环、疏通经络，对全身的器官都有保健作用。

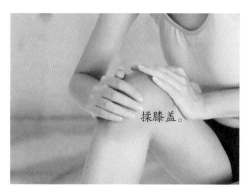

揉膝盖。

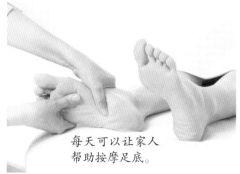

每天可以让家人
帮助按摩足底。

腿部按摩方法

揉腿肚

大拇指和其余四指分别按在腿肚两侧，每条腿的腿肚按揉 100 下，可以疏通血脉，增加小腿的力量。

拧腿肚

双手反向抱住小腿，拧抹布一样，拧小腿腿肚，力量要适中，从脚踝到膝盖下方，重复 5 次。

揉双膝

屈膝，微微下蹲，两手放在膝盖上，指尖朝下，顺时针方向按揉 50 次，然后逆时针方向按揉 50 次。

捏大腿

双手大拇指放在大腿上面，四指放在腿后，从膝盖到大腿根，边按压边往上推，重复 5 次。

敲大腿

坐在椅子上，两手虚握拳，从大腿根开始，到膝盖，依次敲打大腿腿面、大腿外侧、大腿内侧、大腿后部各 5 分钟。

足部按摩方法

敲脚底

每天晚上临睡前，坐在床上，两脚掌相对，双手虚握拳，用拳头敲击脚底，以脚掌为中心，敲打整个脚心，敲打时要稍有疼痛感，每只脚 100 次，可以促进全身血液循环，增强内脏的排毒功能。

双脚晃动

仰卧在床上，双脚在空中晃动，然后空骑自行车 2 分钟，会使全身血液循环通畅，加快新陈代谢速度。

按摩脚趾

用两手抓住两脚的大趾，每天按揉 200 次，也可以按揉小脚趾外侧 200 次，不仅可以疏通血脉，还可以增强记忆力。

摩擦双脚

仰卧在床上，抬起双脚，用力相互摩擦 20 次，可以使血液循环通畅，缓解手脚冰凉，还有助于睡眠。

健康心态面对糖尿病

糖尿病虽然属于生理上的慢性疾病，但想要在与它的博弈中抢得先机，在心理建设上也同样不能忽视。好的心态能帮助我们更好地控制糖尿病，而错误的心态则可能延误病情，甚至威胁生命。

这些心态不能有

不以为然

糖尿病早期症状较轻，甚至没有症状，因此放松了对糖尿病的警惕。如果由早期的糖尿病变为糖尿病的晚期，再想控制血糖可就不容易了。

恐慌焦虑

很多人不单单恐惧高血糖引起的各种并发症，甚至还会联想到寿命的降低或者由此引起的死亡。再加上每天打针、吃药，不免让人觉得恐慌、焦虑，甚至患上抑郁症。但越是这样，血糖就越是容易跟着波动。

药物万能

降糖药不是万能的。糖尿病的发生是在一定的遗传和环境背景下，由不良的生活习惯、精神心理等多重因素导致。因此在服药的同时一定要注意饮食、运动等非药物治疗的配合。

惧怕药物

有些患者由于担心长期用药会损害肝、肾，因此常常不敢多吃或干脆拒绝用药。但对于无法通过饮食和运动控制的糖尿病，拒绝用药会贻误病情。

怎样宣泄不良情绪

痛快地哭

无论痛苦或愤怒，痛快地哭可以将身体内部的压力释放，将由压力产生的有害化学物质及时排出。

找人倾诉

遇到什么烦恼和心事，可以坦白地跟家人说，或者向知心朋友倾诉，闷在心里不仅解决不了问题，还会导致气郁成疾。

运动性疏泄

如果坚持每天早晨连续散步20~30分钟，晒晒阳光，将会加快"唤起"

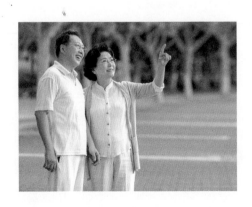

新陈代谢功能，进而有效缓解抑郁的心情。

全家一起来面对

糖尿病患者在治疗中，生活干预占据着至关重要的地位，如果患者感觉到似乎孤立在家庭之外独自承担治疗，便难以坚持下去。

饮食方面

糖尿病患者的食谱是健康食谱，家人吃同样的饭菜有助于身体健康。如果长期单独为糖尿病患者做不同的饭菜，对患者的心理也会有所伤害。

运动方面

家庭成员可以陪患者一起运动，一方面可以使患者有坚持规律运动的动力，另一方面对于非糖尿病成员来说，也是增强体魄，预防高血糖的好方法。

心理方面

情绪不佳会加重糖尿病的症状，长期服药也会引起患者情绪低落，这个时候家人的关怀和开导就非常重要了。

血糖监测

年龄大的糖尿病患者没有定期监测血糖的意识，或者无法正确使用血糖仪。年轻的家庭成员该帮助长辈进行血糖监测，并督促他们正确服药。

低血糖救治

糖尿病在治疗过程中控制不当，将有低血糖风险。家人在协助糖尿病患者进行适当的血糖控制的同时，还需要学习基本的低血糖救治手段。

糖尿病需要长期、严格的血糖控制，家人的陪伴在一定程度上会减轻患者的负担。

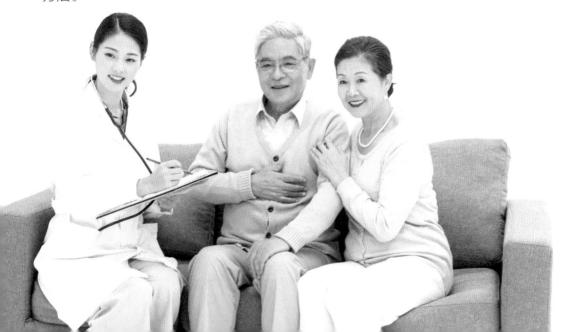

稳定血糖必需的维生素

维生素是一系列有机化合物的统称，是我们身体所需要的微量元素，无法在体内自己生成，全部需要通过饮食获得。

维生素促进营养成分吸收

维生素共有 13 种，分为易溶于脂肪的"脂溶性维生素"和易溶于水的"水溶性维生素"两大类。

不同的维生素有不同的作用，它们主要促进糖类、蛋白质、脂类在人体内正常工作。即使其他营养成分摄取正常，如果没有维生素，这些营养成分也很难被人体吸收。

虽然我们所需要的各种维生素量极少，但稍微不注意，很容易引起维生素缺乏症，并且很难被发现。

如果我们的身体出现易疲劳、食欲减退、口腔炎症、牙龈出血等症状，有可能就是维生素不足，需要及时补充。同时，还要改变不良的生活习惯，减少吸烟和饮酒，舒缓工作中的压力。

蔬菜是最好的维生素补充源

补充维生素最好通过科学饮食，蔬菜是最好的来源。

对于糖尿病患者来说，黄绿色蔬菜最好能占每日蔬菜食用量的三分之一以上。黄绿色蔬菜含有胡萝卜素、维生素 C，并且富含对血糖控制有效的矿物质和膳食纤维。

市场有很多维生素保健品，适量服用可以保持身体健康，但过量摄入维生素却会导致中毒，所以，我们还是尽量通过饮食来补充。

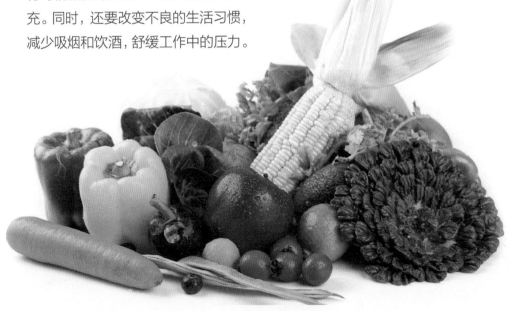

维生素的种类和主要功能

脂溶性维生素

名称	功能	缺乏症状	含量较多的食物
维生素A	保护皮肤、黏膜、视网膜	夜盲、干眼病、易患呼吸道感染、头发枯干、皮肤粗糙、记忆力减退	鱼肝油、动物肝、牛奶及奶制品、蛋类、鳗鱼、黄绿色蔬菜等
维生素D	促进骨骼发育	佝偻病、蛀牙、软骨病、老年性骨质疏松	鱼肝油、青背鱼类、蛋黄、猪肝、蘑菇等
维生素E	改善脂质代谢、稳定自主神经、抗衰老、生殖功能的正常化	红细胞被破坏、肌肉变性、贫血症、生殖机能障碍	植物油、坚果类、谷物、黄绿色蔬菜、豆类、鳗鱼等
维生素K	促进血液凝固、促进钙质沉积	凝血不正常、小儿慢性肠炎	黄绿色蔬菜、植物油、豆类、纳豆、海藻、牛奶、猪肝等

水溶性维生素

名称	功能	缺乏症状	含量较多的食物
维生素B_1	促进生长、帮助消化、改善精神状况,使心脏、肌肉、脑、神经功能正常化	脚气病、神经炎	肉(特别是猪肉)、奶、豆类、糙米、紫菜等
维生素B_2	保护皮肤、黏膜、眼睛,防止体内脂肪堆积,消除口腔炎症	口腔溃疡、脂溢性皮炎、眼睛结膜充血、怕光、流泪	猪肝、牛奶及奶制品、蛋黄、青背鱼、胡萝卜等
维生素B_6	神经功能正常化、参与多种代谢反应、防止老化	糙皮症、粉刺、贫血、忧郁、掉发	酵母、糙米、豆类、猪肝、肉、鱼、蛋、奶等
维生素B_{12}	促进蛋白质代谢、神经功能的正常化、合成红细胞	精神忧郁、恶性贫血、口腔炎	猪肝、贝类、紫菜、青背鱼、蛋、奶、牛肉、酱油等
烟酸	使皮肤健康、促进消化、促进血液循环	糙皮症、头痛、失眠、抑郁、记忆力衰退	酵母、肝、肉、鱼、豆类、黄绿色蔬菜等
叶酸	预防小儿神经管缺陷、预防贫血、促进脑细胞生长	贫血、新生儿缺陷	肉、新鲜蔬菜、水果、猪肝、蛋黄、牛奶、豆类等
泛酸	提高免疫力、消除疲劳、缓解精神压力	低血糖、疲劳、忧郁、失眠、食欲不振	牛奶、豆浆等
生物素	维持皮肤健康、提高免疫力、防止脱发	头屑多、掉发、忧郁、疲倦	草莓、柚子等水果,啤酒、蛋黄、糙米等
维生素C	提高免疫力、促进铁的吸收、润泽皮肤、抗氧化	脸色苍白、疲劳、食欲减退、抑郁等	新鲜水果、蔬菜

图书在版编目（CIP）数据

协和专家教你：饮食调养糖尿病防治并发症 / 李宁
主编 . — 北京：中国轻工业出版社，2021.1

ISBN 978-7-5184-3250-9

Ⅰ . ①协… Ⅱ . ①李… Ⅲ . ①糖尿病 - 食物疗法
Ⅳ . ① R255.405

中国版本图书馆 CIP 数据核字 (2020) 第 209120 号

责任编辑：高惠京　　责任终审：张乃柬　　整体设计：奥视读乐
策划编辑：龙志丹　　责任校对：晋　洁　　责任监印：张京华

出版发行：中国轻工业出版社（北京东长安街 6 号，邮编：100740）
印　　刷：北京博海升彩色印刷有限公司
经　　销：各地新华书店
版　　次：2021 年 1 月第 1 版第 1 次印刷
开　　本：710×1000　　　1/16　　印张：12
字　　数：200 千字
书　　号：ISBN 978-7-5184-3250-9　　定价：49.80 元
邮购电话：010-65241695
发行电话：010-85119835　　传真：85113293
网　　址：http://www.chlip.com.cn
Email：club@chlip.com.cn
如发现图书残缺请与我社邮购联系调换
200664S2X101ZBW